贰阅 | 阅 爱 · 阅 美 好
ERYUE

让阅读走心
让阅历丰盛

心理治疗艺术之

治疗师
培训手册

[美] 杰弗瑞·萨德◎著
洪伟凯◎译

北京日报出版社

图书在版编目（CIP）数据

心理治疗艺术之治疗师培训手册 /（美）杰弗瑞·萨德著；洪伟凯译 . -- 北京：北京日报出版社，2020.1
（心理治疗艺术）
ISBN 978-7-5477-3543-5

Ⅰ .①心… Ⅱ .①杰… ②洪… Ⅲ .①精神疗法 - 手册 Ⅳ .① R749.055-62

中国版本图书馆 CIP 数据核字 (2019) 第 236809 号

北京市版权局著作权合同登记图字：01-2019-5242

心理治疗艺术之治疗师培训手册

出版发行：北京日报出版社
地　　址：北京市东城区东单三条 8-16 号东方广场东配楼四层
邮　　编：100005
电　　话：发行部：（010）65255876
　　　　　总编室：（010）65252135
印　　刷：天津市祥丰印务有限公司
经　　销：各地新华书店
版　　次：2020 年 1 月第 1 版
　　　　　2020 年 1 月第 1 次印刷
开　　本：787×1092　1/16
印　　张：13.75
字　　数：176 千字
定　　价：78.00 元

给我女儿妮可·萨德（Nicole Zeig）

你照亮我的生命。

爱你的，爸爸

提醒：

• 这本书主要由三部分组成：基础观点、暖身练习、治疗师培训练习。基础观点共有六个入门章节，这些章节提供认知心智的基础结构，在做实际练习时，可以帮助我们有更深的体悟。暖身练习和治疗师培训练习用来激励错综复杂的心理治疗沟通——赋予概念和"状态"生命力，产生生生不息的改变。

• 阅读《心理治疗艺术之催眠引导》（*The Induction of Hypnosis*，Zeig，2014），将这本书作为先导书籍会对你有帮助，但不一定非要按照这个顺序。《心理治疗艺术之催眠引导》是我心理治疗艺术三部曲的第一部。这本《心理治疗艺术之治疗师培训手册》（*Psychoaerobics*，Zeig，2015）是第三部。第二部是《心理治疗艺术之经验式治疗》（*The Anatomy of Experiential Impact*，Zeig，2018）。

• 给读者们：你们可以写电子邮件给我，给我提供更多练习的建议。

• 给老师们：这些练习是体验式经验，要确保在一个安全的环境里进行。

• 给研究人员：欢迎验证书中的任何概念和理论。

目录

第一部

基础观点

第二部

暖身练习

第三部

治疗师培训练习

序言

在我读大学及研究生时，学校要求我收集且研读数不尽的专业书籍。大部分教科书内容我记不清了，但我记得一些概念——一些成为临床心理学博士必备的基础概念，包括同理心、移情作用、治疗合作关系，以及依附理论。

通过我自身经验和体验，这些概念深深刻印在我的脑海里。但是我学校里的老师并不看重经验和体验，他们更看重事实和知识。我回顾过去在学校的学习，不禁思考，如果生活的经验成为学校教导的重心和基石的话，那学习过程将会变得多么丰富有趣。

我记得有一堂课，教授强调体验式学习。教授带给我们一份心理治疗师的研究报告，是关于人们为什么想要成为心理治疗师——因为治疗师可以行使权力，可以爱，可以成为一个殉道者，可以成为一个偷窥狂，或是成为一个圣人。论文的作者指出，所有列出的理由的背后是治疗师都有被压抑的病态心理。但是我们的教授不这么认为，他认为成为心理治疗师的学习是体验式的，而不是照本宣科的。

每个星期，同学们要角色扮演，演出我们想当治疗师的理由，并且夸张表现角色个性。这是我第一次参与体验式培训，这项练习让我体验到体验式培训方法对个人成长的帮助。这激发出我对体验式学习的兴趣。

我深刻地记得我的一个同学，珍，她太过投入地演出偷窥狂，经常要换"个案学生"，因为她留不住她的"个案学生"，我们都无法忍受她的偷窥倾向。然而，通过这个夸张的演示过程，珍获得一个难得的机会，对自我有了深刻体悟。她的顿悟是显而易见的。

有时候，在夸张演出角色的时候，同学的行为会突然发生翻转。约翰，我的另一个同学，他想当治疗师的理由是为了爱，然而在练习过程中突然变得充满敌意。

教授安排的练习是用来提升体验式学习效果的——体验我们内心想成为治疗师是渴望得到什么，这些动机对于成为治疗师有的是有益的、有的是有害处的。现在，数十年过去，我对这项练习仍然历历在目。

好的。我们回到当下。我花了超过 40 年的时间在心理治疗和心理教育的最前线奋斗，我对于经验体验这个最高指导原则的概念依然保持热忱。我邀请你与我一同踏上旅程，探索体验式方法。

首先，当你在治疗个案时，花些时间写下你的量身定制目标。你的计划是依据研究生教育而得来的吗？是传授知识给别人吗？是教导理论吗？还是无穷尽的诠释？你的个案需要知识、理论、诠释，还是需要生生不息的体验？

你跟家人、朋友、同事沟通时又是怎样的呢？他们从知识、理论和诠释里获益良多吗？沟通这三个方面是简单明了、直接明确的；同时，与之并行的是诱发概念体验的另一个全新世界。当概念需要被体验到时，沟通应该选择哪种最佳途径呢？

我们研究一下概念的世界。我们如何定义一个概念？什么是事实？事实是由客观的数据组成的，它们是具体的实相。你正在阅读这些文字，这是一个事实。理解它们，这是一个概念。概念是抽象的，一种想法由许多不同特质建构而成。事实是客观的单位，它们存在于"左脑"，是意识的部分。

概念存在于主观的宇宙中，它们是一种便利建构，一种相辅相成的元素混合。概念是元素群组，就像纤维肌痛综合征（fibromyalgia）或是梅尼埃病（Meniere's），它们有许多症状，而不是一种具体疾病。概念是模糊的、无定形的，带有启发潜力的通用特质，就像简化假设或统整原则一样。

我们知道一个事实，我们"直觉体验"到一个概念。在马丁·布伯（Martin Buber，哲学家、翻译家）的说法里，事实是我与它（I-It），概念是我与你（I-Thou）。通过强化事件，我们体验到概念。概念可以用一般性的说法描述；它们存在于"右脑"，带有朦胧美感。

开放性、自觉性、外向性、一致性和精神性，这些都是概念。希望、坚强、保护、自我觉察，这些也是概念。冷漠、懒惰、没安全感、自卑，这些还是概念。有些概念是好的，有些概念是坏的。治疗师的工作是增强正向的概念，修正没用的、负面的概念。治疗师也需要一些方法，帮助个案体验好的、积极的、正向的概念。

有一个事实世界，也有一个概念世界。有一个时间与空间的现实世界，也有一个个人体验的主观世界。科学用来解释和组织事实，艺术用来探索与活化概念。事实改变我们计算事物的方式，将评估的需求降到最低。概念的体现方式，改变我们体验事物的感受。事实阐明客观表征，与外在世界有关；体验与感受是全然主观的，与内心世界有关。**事实传递信息，艺术产生深刻体验**。化验画作上的颜料成分组成，画作就成为科学的范围。艺术就是要站在毕加索的画作前，体验一个屏息呼吸、叹为观止的惊艳时刻。邀请你去感受一个惊奇时刻，这是艺术的范畴；解释那个惊奇，这是科学的任务。艺术总是带有朦胧美感，这对诱发、刺激产生我们想要的效果是必要的。艺术是唤醒感受，而不是告知事实。如果艺术仅仅是告知信息，那体验的效果就大打折扣了。

相似地，心理治疗是一种朦胧美感情境，我们引导个案去感受和体验，让他们发现"生活原来可以不一样"。咨询室是概念的戏院空间。心理治疗是一种唤醒深刻体验感受的应用艺术。

科学可以被看成有一层层的进展。最底层是物理。在物理的上面是化学，然后是生物学。再上面是社会科学。相似地，概念体现也有一层层架构。概念是由彼此互相连接的元素所建构的，包括想法、感觉、回忆、感情、感受、行动、态度、社会情境、习惯和关系模式等。就像我们要让水凝固结成冰，需要使温度保持在 0℃以下一样，概念是通过参考经验、独特的情感冲击引起的经验转换提炼而成的。这些转换是在重要的关系或强化的情境中，通过严格考验、锻炼、磨炼而聚合发生的。

概念是"状态"的基石，而"状态"可以形成身份认同。"我知道道德良心标准"，这是一个事实。"我可以成为有良心、有道德的人"，这是一个概念。"我拥有良心、道德"，这是一种"状态"。"我是个有良心、有道德的人"，这是一种身份认同。还有一些额外的切换点我们可以运用，比如"我将会成为有良心的人"，这是一个承诺。"我想要成为有良心的人"，这是一个动机。

这本书里有四个核心主张。第一个主张，概念、"状态"和身份认同，必须通过经验被消化吸收；它们必须被真实感受到。第二个主张，数据可以获取生生不息的"状态"，提升治疗师的专业能力。第三个主张，"治疗师的状态"会影响个案产生"好的状态"。第四个主张，治疗师所处的状态就像一个国度一样，其中可以孕育构建出独一无二的治疗方式。

米尔顿·艾瑞克森是我的精神导师，他是善于诱发"状态"的催眠治疗大师。在人际互动情境里，艾瑞克森医师通过体验传达概念，而不去谈论事实。事实可以从书本上学习；而"状态"必须通过亲身体验诱发出来。责任感、创造力、投入参与、连接或是临在，这些东西无法用照本宣科的教导学习到。当你体验到一个笑话的笑点时，就会产生幽默感；这是无法从照本宣科的教导里获得的结果。

动力是一种"状态"。它是通过体验式的方法刺激、启动、运作的。通过重大感动人心时刻的催化，进而产生经验转换。我们无法用演算的方法教导一个人产生动力，因为动力是一种朦胧的"状态"。而当结果是一种具体的事实时，演算才派得上用场。诱发动力的沟通策略是一种艺术，而不是科学。

沟通可以是传递信息或传达概念。事实和概念是彼此互不相关的个体，各自从不同的渠道取得：有个渠道是事实的教育，另一个渠道是诱发概念和伴随而来的"状态"。

概念沟通是人类进化过程中，社交/心理的一部分。远古时代，原始人类所用的原始语言是概念化的，而不是事实。脊椎动物和无脊椎动物也是用概念来沟通。概念触碰到大脑的某个地方，是原始生物早期发展的地方；概念触及大脑的原始层面，我们假设所有不好的心理模式都存在于那里。问题储存在大脑的生物边缘共振区域，即情感或社交中心。如果问题储存在前额皮质，也就是逻辑理性中心，问题就很容易解决了——一个操作使用手册就足够了。然而情况并非如此，我们必须让概念沟通生龙活虎般呈现，好的"状态"和身份认同才能被感受到。我们是依据生活经验来雕塑我们的大脑的。

欢迎来到概念沟通及体验式学习的世界。

杰弗瑞·萨德博士
（Jeffrey K. Zeig，Ph.D.）

译者序

全世界没有哪个心理治疗学派的大师，曾用这样系统化的方式来教导治疗师，萨德老师这本书是前所未有的作品。心理治疗的大师，比如弗洛伊德，流传下来的是他的几个案例，他培养了一些有名的弟子，最有名的是荣格、阿德勒，弗洛伊德的弟子们把精神分析的理论和实务运用发扬光大。

精神分析的学习，需要经过很多年的培训。

催眠之父米尔顿·艾瑞克森，流传下来许多神奇案例，并且他的弟子们开枝散叶遍布在各个专业领域，比如 NLP（神经语言程序学）大师罗伯特·迪尔兹、当代催眠大师斯蒂芬·吉利根，以及杰弗瑞·萨德老师本人。但是艾瑞克森医师没有留下让世人可以照着学习的文字秘籍，只有幸运地跟在艾瑞克森医师身边的人有机会可以顿悟（因材施教的最佳范例）。

许多心理学派都讲究功夫。要想有所成就，就要跟在大师身边贴身学习很多年，就要下很多功夫。

从来没有一个大师像杰弗瑞·萨德老师一般，将自己毕生绝学都记录成册，以帮助你成为卓越的治疗师。书中的 4 个核心主张、10 个暖身练习、50 个培训练习，是你一辈子都需要钻研精进的"成功秘籍"。这本书会帮助你成为卓越超凡的人，让你笑傲人生。

要想成为一个好的心理治疗师乃至心理治疗艺术家，是很困难的。

首先，要有灵感，脑子里面要有生生不息、源源不断的灵感和创造力。萨德老师经常讲，他的头脑里有超过 50 种催眠技巧或是心理治疗方法，可以随时取用。他经常让自己处于一种巅峰的状态里，就如同他在本书里说的，"**拥有多种状态，可以随机应变、顺势而为的人，就会活出最自在快活的人生。**"

其次，要能够把灵感转化成具体表达。艺术家如果内心澎湃，有无限的灵感和创造力，却无法转化成画作、音乐，或是文学表达，那也没有用处。

J. K.罗琳如果没有把内心的创造力和想法转化成文字，就不会有《哈利·波特》如此风靡世界的作品了。李白如果在文思泉涌时，没有把文字记录下来，就不会有脍炙人口、流传千古的诗作："床前明月光，疑是地上霜。举头望明月，低头思故乡。"

我们很幸运，在这个时代，萨德老师把他生生不息的创造力用文字记录了下来。他还教导我们如何系统化地成为他这样的心理治疗大师，这真是有大爱、慈悲心的作为。

再次，许多所谓的大师可能很会说大道理，却不见得做得到所阐述的大道理。萨德老师是我见过最能够身体力行自己所体悟智慧的大行者。在多次与萨德老师近身学习的过程中，我常常看到他失败，然后他会告诉我他在锻炼自己的哪个技巧，然后很快，在下次学习时，他就能非常熟练地运用之前失败过的技巧了。

萨德老师会下很多功夫体验自己教导技巧的原则心法，书中的大部分技巧，萨德老师在不同的工作坊和治疗、督导情境里运用过。用自己的身体力行来教导智慧，是艾瑞克森学派的一个隐藏心法，萨德老师把这个原则发挥得淋漓尽致，也让我有了模仿效法的榜样。

我知道萨德老师学过很多即兴戏剧课程，我2018年也去上了演员培训班，我发现萨德老师说得实在太有道理了。心理治疗师都应该学习演员培训课程，这会对自己的专业成长有很大帮助。我上了演员培训班，发现自己的演讲能力和表达能力，甚至做催眠、做治疗的专业能力都有大幅提升。

最后，不藏私，倾囊相授。学技巧，看似容易，但是更重要的是用心感受心法和体验。技巧学得再好，无法运用，那也是英雄无用武之地。萨德老师的用心，我们可以在心理治疗艺术三部曲中一窥究竟。他教技巧、教原则，也教心法、运用时机手法。通过这三部曲，我们可以进行系统的学习和体验。

治疗师需要跟在大师身边学习多年，因为心法必须用心体会，等待顿悟的时刻。而萨德老师帮助我们缩短这个时程，全部倾囊相授，这三部曲会帮助我们少走很多冤枉路。这是大慈悲心。

萨德老师经常说，他希望我们这些学生可以青出于蓝而胜于蓝。如果我卓越非凡，他会跟我说，"伟凯，我看到你做的治疗卓越非凡，但是你可以做……让自己出神入化。"短短一句话，代表他对我的肯定、期许、激励、启发和爱惜。这就是他厉害的地方。

一个大师能够承认自己失败、做不到，这是很难得的。尽管萨德老师心中有许多种治疗方法可以运用，但有时候他也会失败。而他承认自己的失败，这是他最厉害的地方。一个世界级大师能在众人面前承认自己的无能和失败，这需要极大的勇气。

有一次在工作坊里，一位催眠师学员上台做演练，他说想要增进自己的催眠能力，那位学员看起来很有自信（我感觉是来踢馆的，同时也赶快搬板凳，坐等看老师如何处理这样的个案）。萨德老师二话不说，就请学员把催眠运用在他身上，也就是萨德老师当个案，让学员催眠他（直接进入体验的状态）。

只见那位学员突然有点慌了（其实看得出来是故作镇定，他心里应该慌得不行），不过还是硬着头皮给萨德老师做催眠，用强硬式下指令的方式做催眠，催眠台词背得很熟。萨德老师好像很享受被催眠的过程（一种全然接纳的状态），还在催眠状态里指导学员如何可以做得更好（顺势而为的状态）。

学员做完催眠，坐回舞台上自己的椅子上，整个身体便不自觉地抖起来，手抖、脚抖，全身都在抖，连学员自己都不知道发生了什么事（学员的潜意识开始运作了）。我们所有人都看在眼里（这是一种催眠现象，潜意识全然苏醒，不受头脑控制）。

萨德老师于是大发慈悲（慈悲心的状态），试着帮学员减缓他身体的颤抖，尝试了很多方法，花了很长时间，都没有效果（诱发许多线索细节，只等学员自己串联起来）。萨德老师最终用一种最真诚的态度说，"我承认我失败了，我做不到，我不知道如何才能让你放松下来，我不知道如何才能让你身体恢复正常，我失败了（失败／无能的状态）。"

有趣的是，当萨德老师大方地承认自己失败时，那位学员的身体就不抖了。就好像学员的潜意识完全把萨德老师的话听进去了，用自己的方式停止抖动一样（学员的潜意识将所有线索串联起来，潜意识用自己的方式停止颤抖）。

那位学员感到很惊讶，他学习催眠也很长一段时间了，从来没见过自己有这样的潜意识（治疗师在自己身上下功夫，承认自己的无能，这才是王道），以及身体能够说停就停（头脑有限，潜意识无限）。

我赶快记下笔记，原来承认自己的失败和无能，也是一种高深的催眠方法，可以唤醒个案的潜意识运作，让个案自己找到最有效的疗愈方法。我受教了，再次看到所谓的催眠治疗最高境界——顺势而为。

一个世界级大师在100多人面前承认自己的缺陷和无能，运用自己的无能来做治疗，我还真是第一次看到。这跟书中所提到的有些练习，运用自己的缺陷来做治疗，有异曲同工之妙。短短不到一小时的过程里，萨德老师运用自身的不同状态，切换自如，同时也诱发学员的不同状态，让学员体验到一种独一无二的催眠经验。

这是我上萨德老师的课喜欢坐在第一排的原因，不是要让老师看到我（他知道我的眼神经常锁定他），而是要跟着深刻感受，与老师的催眠大艺术家状态同频共振（看好戏一定要坐在前面）。

艾瑞克森学派有三个最重要原则：顺势而为、成为体验式、无限可能性。

这本书本身就证明心理治疗师的培训有无限可能性，萨德老师只是列出 60 种方法抛砖引玉，让我们除了学习卓越的能力之外，还能开发更多的可能性。

心理治疗学派的潮流每隔十几年就会有所改变，近年来更是频繁改变。心理治疗学派要想屹立不摇，与时俱进，顺势而为是关键要素。

艾瑞克森学派之所以在这么多年之后仍然生生不息蓬勃发展，对人有深刻的疗愈作用，是因为顺势而为，顺应时代的势，也顺应个人的势。艾瑞克森医师曾用一句话总结他的治疗，**"心理治疗不是把理论套到个人身上，而是为个人量身打造最适合的疗愈。"** 艾瑞克森学派之所以能够走在时代的前端，是因为顺势而为，将治疗师个人的成长提升到最高境界，也因此造就各有专精的疗愈大师、催眠大师。

同时，顺势而为也需要有很强的敏锐度才能做到。萨德老师在书中强调敏锐度，让我们学习成为福尔摩斯、成为"007"，拥有詹姆斯·邦德一般的敏锐，这样才能顺势而为（知道"势"在哪里，"势"是什么，如何运用"势"，四两拨千斤的道理）。

而关于体验式练习这个原则，书中的每个练习都是体验式的，读完书我们必须亲身体验这些练习，才会将其刻印到身体记忆里，自然而然地卓越非凡。幸运的是，萨德老师虽然已经减少在世界各国开课的时间（他想要留更多时间给自己，享受人生），但他每年还会到中国来教授他的"治疗师培训"（与中国渊源深厚）。有兴趣体验大师教导的人，一定要把握难得的学习机会，萨德老师今年已经 72 岁，他也是会老的，不会永远年轻（虽然我私心希望他长命百岁，继续教导）。

期望在这本书的带领之下，你我都卓越非凡，享受最精彩的人生。这本书，不仅是给专业治疗师看的，也是给有心想要在人生旅途上更上一层楼的人看的。如果你想要活出无与伦比的畅快人生，此书绝不可错过。

洪伟凯

艾瑞克森催眠学派第三代传人

开篇 | 心理治疗师培训手册简介

如果文字要进入人心并硕果累累，

就必须精雕细琢字、句、言语，巧妙穿越防卫机制，

在心灵深处宁静且有效地炸开。

——菲利普斯牧师（J. B. Phillips，1906—1982）

人们知道的和感受到的，人们理解的和体验到的，这些都各自是孤立的岛屿。尽管它们彼此之间的峡湾似乎很容易跨越，事实上却不是如此。

我们知道要维持良好的人际关系，我们知道要建立好习惯，我们知道可以改变心情，但我们真的能做到我们所知的一切吗？我们必须"获得"这些概念，然后建立伴随的"状态"。伏尔泰（Voltaire）曾经说过，人心里有种智慧，是头脑无法理解的。要在头脑和心之间搭建一座桥梁是个很大的挑战。

心理治疗的心灵净土是什么呢？治疗师如何帮助个案发现它呢？治疗师希望，个案体验到他们自己所知道的。当代心理治疗奠基于心理教育。有时候心理教育是条漫长的道路。有时候它是一条错误的道路。**体验必须通过个案的实际感受，更多是一种状态的切换，而不是头脑认知的了解。**

简单地说，人生里所活出的经验，是介于知识国度与体验国度之间的**桥梁**。也就是说，并不是所学的"书本知识"可以创造状态的改变，而是你所活出的经验会创造改变。

在许多专业领域中教条式教育很重要，特别是科学与数学领域。但有些事情必须通过经验学习。快乐是其中一项，因为快乐是一种情绪。类似地，受到激励、成为觉察、感受成功，或是坚持信念，这些必须通过体验被感受到，因为它们是概念与状态。情绪、概念和状态，可以通过经验转换被感受到；它们无法用教数学的方式来教导。人们无法强背快乐的方程式。

情感、情绪和状态，三者都不一样。情感是瞬间即逝、发自内心、随时随情境调整的经验。它们是基于生物演化历史的轨迹自然发生的。鱼类、爬虫类、鸟类和哺乳类动物都会体验到情感。

情绪则是调节与启发感觉和反应的，内在和外在都有；它们的功能是提升适应能力。情绪是社交磁铁，会自然地吸引或是排斥。情绪会造成动物靠近或是远离。生物的演化进程里，就连单细胞生物都会有靠近或是远离的行为。它们是情绪反应的前兆信息。或许在动植物的演化过程里，植物的向光性是一种更明显的趋向反应。

情绪可以看成硬化的情感。一个人可以困在生气的情绪里，或是困在兴奋的情绪里。情绪可以持续较长时间，但是对个人的成长和发展不见得有帮助。

状态是不一样的东西。心理学家不会把斗志、临在、开放、觉察、信念、冥想、责任这些东西分类到情感或情绪。许多人类经验最好是分类到状态。状态很难定义，由许多不同东西组成，包括情感、情绪、关系模式、生理反应、心理习惯，以及情境因素，等等（更多关于状态的介绍，请参见 Zeig，2014）。

为了启发性目的，我对状态的定义和探索总是保持开放态度。比较模糊定义的状态可以帮助学员实际体验目标状态，这是这本书的中心思想。但是太宽松是要付出代价的。我一般牺牲精准来换取有效。对心理治疗而言，有效才是最重要的。在某些情况下，特别是情感关系里，有效的沟通和维持关系永远胜过争输赢对错。

人们会寻求帮助，是因为他们困在僵化的状态里，感觉无法获得资源以产生一种有效良好的状态。受限的状态，比如感觉自己是受害者，可以被一种赋予能量的生生不息状态取代。

毕竟，人们都清楚明白的道理是，**任何人只要拥有最宽广、最多样性的状态，就很有可能在任何情境里活出最精彩的人生。**如果拥有最宽广的状态选择，一个人就会找到最适合的有效状态来响应挑战。这个道理也可以用在治疗师和个案身上、父母亲和小孩子身上，以及公司主管和员工身上。

再次强调，状态（情绪、情感和身份认同也是）无法通过教条式方法来教导。如果一个人缺乏动力做事，你指出这一点并不会激励对方去行动。动力（以及其他状态）必须从内在被诱发。

体验式沟通属于艺术的范围。举例来说，电影是一种"表演，而不说明"的艺术。电影、小说、诗歌、绘画、戏剧、舞蹈、音乐、时尚流行、室内设计及建筑，都是一种独一无二的艺术，会诱发情绪、感觉、概念和状态的改变。

那么，我们如何教导艺术？艺术无法用教条式方法教导。切换到一种状态可以创造艺术、成为艺术家，这个部分需要通过亲身体验才能完成。

艺术家运用概念化沟通，为了朦胧之美而牺牲清晰的信息。艺术是很主观的，每个人的诠释不同，是一种现象、是一种互动。艺术家所用的方法是诱发感受，而不是告知信息。艺术是通过唤起人们对经验的转换而被创造出来的。科学是客观的。科学与现象学是相反的两极，现象学研究人的亲身经验。

艺术和科学是互补的。沃纳·海森堡（Werner Heisenberg）的不确定性原理提到，如果你知道一颗粒子的动能信息，就失去了粒子所在位置的信息。信息清晰和情绪感受是互补的。科学致力于找到清楚明白的知识，艺术致力于感受情绪和体验。

艺术是情感、概念和状态的探索，所有艺术都是围绕在情绪感受的周遭。艺术是人类的必需品，因为它锻炼情绪、概念、状态和身份认同，在这些东西上艺术可以千变万化。如果治疗师认为诱发有帮助的情绪、概念和状态很重要，他们就应该以艺术为榜样，因为艺术刺激独特体验的产生。

电影是一种复杂的艺术，而且全世界都很看重电影艺术。看电影的人并不会真的想要被恐龙追赶或是冒着生命危险进行一场飞车追逐，但是肯定很享受体验一种自由的幻想世界。我最近的一个研究项目是关于电影情节的架构，我想要了解电影如何诱发观众的情感体验。我现在教导治疗师们（以及其他人），如何运用这些技巧来刺激状态和情绪的产生。

情绪是一种社交货币。我们会彼此交换情绪。我们会储存情绪。我们也会在情感上投资。我们彼此通过情感而有连接。要产生情感共鸣，艺术家会雕刻情绪飞扬，音乐家会刻画时间流动，律师会雕塑公平正义，心理治疗师会雕塑概念感受。治疗师运用情感体验点燃人们心中的热情，推动更好的改变和蜕变。治疗就是让个案体验到自己可以改变、创造新生命。

我们最好把人类沟通看成艺术，而不是科学，特别是当我们想要让对方产生情感共鸣时。为了发展我身为治疗师的专业能力，我孜孜不倦地提升沟通的艺术，想尽办法唤醒人们的内在潜能。我不仅钻研艺术，也钻研心理治疗大师们的治疗方法。那些心理治疗师都是唤醒人们情感共鸣的艺术大师。

在我超过40年的治疗师职业生涯里，我十分荣幸，可以在20世纪后期及21世纪前期的世界治疗大师们身旁学习，与他们互动，这些大师将心理治疗提升到一个更高境界。然而，作为沟通艺术大师，这些大师们在我的老师、备受世人尊崇的精神科医师艾瑞克森面前都黯然失色。

如果说艾瑞克森医师是全世界最厉害、最伟大的心理治疗沟通大师，一点也不为过。他有传奇般的能力，令人津津乐道的是他帮助个案进入一种最佳状态，使他们成为最棒的自己。他有出神入化的概念沟通能力，在治疗室里他几乎不讲教条理论。就连他的教导也是用概念化的方式，以激发人们内心最深的潜力。

比如，我聆听过他在 20 世纪 50 年代和 60 年代的演讲录音带，当时他的听众都是医师。这些演讲听起来就像很漫长的催眠引导。当我问艾瑞克森医师这件事时，他解释给我听，**"我不是教导教科书内容，我教导的是点化、顿悟、激励。"** 我当时听得目瞪口呆。我花了好长时间才理解了他给我的回答。我从来没有遇过哪个老师是教导点化和顿悟的。我以前的老师都是教导理论、教科书内容。

艾瑞克森医师偏好多变形式胜过于刻板内容。当我们想唤起人们内心情感共鸣时，多变形式总是胜过单一形式。艾瑞克森医师这样做的目的是什么？当他在提供治疗时，当他在做催眠时，当他在教导时，他的目的是帮助人们唤醒最佳体验和状态。

1973 年，我成为艾瑞克森医师的学生，接下来的 5 年，我经常飞到凤凰城跟随他学习。1978 年，我搬到凤凰城住，就近跟他学习。我从 1977 年开始教导艾瑞克森学派的治疗方法。我在全世界超过 40 个国家教导过艾瑞克森学派的治疗方法。

我主要是教导心理治疗师，但也经常教导其他专业人士，包括律师、牙医，以及生活教练。我也会举办公开演讲，教导一般社会大众。

我一开始的教导风格是教条式的。我会解释心理治疗理论和治疗方法。逐渐地，我的教导风格倾向于艾瑞克森医师的风格。随着专业能力越来越精进，我的教导变成全然是体验式的——非常类似于艾瑞克森医师本人的教导。

艾瑞克森医师是我所见过的最善于激发人们潜力的老师。他很少讲述教条理论，因为他觉得这些都可以从书本上学习到。他顺势而为地使用催眠、讲故事、说隐喻、给任务、玩游戏、开玩笑、朗诵诗词等，来激发人们深刻的体验。

遵循艾瑞克森学派的优良传统，我一直在探索可以帮助我和我的学生更好地产生类似艾瑞克森治疗效果的方法。我发现艺术带来了最好的学习效果。我最早期的艺术学习是从即兴戏剧开始的。

我的妹妹珊蒂·萨德（Sande Zeig）是一名艺术家，她擅长电影制作、导演、剧本写作和表演。在许多年以前，我跟她聊天聊到，我觉得做心理治疗跟即兴戏剧的艺术很相近，不太像科学，我告诉她我想知道演员如何学习即兴戏剧。她建议我，"去报名一堂表演课。"因为我是一个会听取忠告的行动派，于是立刻报名了三堂连续的即兴戏剧训练课程。我在即兴戏剧课程上所受到的震撼和冲击，让我开发出治疗师培训练习系统。

治疗师培训练习，是一种体验式的教学系统，以期帮助治疗师通过系统化、体验式学习成为更好的治疗师。我的设想是，学习策略性发展积极正向状态的治疗师（以及一般人），都会是有效率的人，有独特风格的人。

治疗师培训练习方法，也可以修改后套用在心理治疗上，以及督导培训上。当我们的目标是帮助沟通的对方改变状态和感受时，这个培训练习可以套用在任何专业领域上，以及任何生活实践者身上。

治疗师培训练习，同时也是一种仿效大师的方法。

仿效大师是一种促使你更卓越的方法，可以通过五步骤达到。第一步，找到一个在他的擅长领域专精的大师。第二步，近身跟他学习。第三步，将大师的状态和概念分解成一系列容易学习的小元素。第四步，决定哪些元素符合你个人需求。第五步，练习这些元素，直到你提升自己，到达卓越境界。

书中的练习，是为心理治疗师精心设计的。许多练习方法是用来训练演员的。当我开始钻研即兴演出时，我寻找与即兴演出戏剧有关的书籍。斐欧拉·史堡林（Viola Spolin）与凯斯·乔斯通（Keith Johnstone）这两人的书籍对即兴戏剧的学习是极其重要的。

在即兴戏剧的培训里，演员在学习更复杂的表演练习之前会有些暖身练习。在治疗师培训练习里，我也准备了暖身练习，是为了效仿优秀治疗师的卓越天赋本能。治疗师培训练习，是为了仿效艾瑞克森医师的卓越能力及他最常使用的状态。

体验式过程可以激发深刻体验和状态，帮助治疗师成为更好的治疗者。更进一步说，激发深刻体验和状态，可以提升个人成长与发展，无论是在哪个专业领域。本书中的治疗师培训系统是基于完整架构的体验式练习，系统化地围绕组织在具体概念领域周围。我们强调个人独特经验的体验式方法，这些练习的目的不是教导具体技巧或特定能力，但是在练习过程中你一定会学到很多技巧方法。

具体的专业培训可以在治疗室之外发生，可以用在心理治疗上，以及个人生活里。人们可以轻易地从一种工作记忆模式切换到身体自动记忆模式。读者个人的喜好会决定他自己最终学会什么。所以，选择一个你最有兴趣的领域去发展。本书中的练习不用从头到尾按部就班一个个做，可以随机取用，这样才是最有效的学习方法。

书中有许多与催眠有关的练习，这是我所擅长的领域，但你不需要学过催眠。作为一个治疗师，钻研催眠对我有极大的帮助。尽管我偶尔会使用正统催眠做治疗，但大部分时间我会运用催眠的原理和概念去激发一个蜕变的疗愈时刻。

研究催眠会帮助治疗师强化他们的信息——提升从治疗到艺术的境界。催眠会让一个信息更加美好，令人感到愉悦，并且更加有效疗愈。催眠教导治疗师拥有一种改变状态的高深技巧。因此，我会推荐所有的治疗师学习催眠，就算他们并不经常用催眠做治疗主轴。

书中设计的练习，是用在团体中的，但是很多练习可以修改调整作为个人练习用。治疗师培训系统，可以用在治疗师培训项目里，也可以用在临床督导中。这个系统本身就是一种体验式培训的隐喻。当我们的目的是激发深刻情感和状态时，这个系统可以根据具体的专业领域而做修正，也会对人际互动有所帮助。

当我们的目标是唤醒情感共鸣时，当我们的目标是促进深刻感受时，当我们的目标是改变个人状态时，体验式方法都可以胜任。很多时候，最好的处方笺就是提供一种经验（而不是提供药物）。

这本书是关于如何提升个人能力，达到超凡卓越境界的。我预期这本书的读者都已经卓越出众。然而，我聚焦于运用体验式方法来开发你的潜能，让你在专业领域达到超凡入圣的境界。通过激发深刻体验，超凡入圣的境界会油然而生。**这本书的精华元素在于深刻体验，而不是知识理论。**

第一部

CHAPTER ONE

基础观点

我们通过生活经验学习成长，没有人教导我们任何事物。

——斐欧拉·史堡林

心理治疗师培训练习：
治疗师专业能力发展的心法

不同于大部分心理治疗专业书籍，这本书不是在讲理论、研究，或者心理治疗方法。这是一本练习手册，用来开发治疗师的全新能力，可用在自己或个案身上。

心理治疗师培训是一种创新方法，教导个人发展状态。这是一个系统，用来锻炼个人的卓越能力，不论是专业领域还是非专业领域。改变的关键是通过体验感受到强化进步。

尽管这本手册里的主要练习方法是受到心理治疗大师艾瑞克森的启发，但这个模式可以套用在其他领域的专业精进上，比如音乐、运动和教育。这个模式也可以用来增进亲子教育的效果。根本概念很简单：过去我们通过教条式方法教导事实，现在我们通过体验式方法传递概念。

这本手册里共有 60 个体验式练习（以及许多变化模式），聚焦在治疗师本身的潜力发展上。心理治疗师可以运用这本手册成为更有效的沟通者。许多练习可以做些调整，用来帮助个案创造强烈的蜕变经验，以及产生神奇疗效。这些练习也可以用在体验式治疗师的督导过程中。

律师、生活教练、老师，以及其他专业人士，都可以调整这些练习，来激发人们的潜能达至巅峰。一般人可以运用这些练习来提升个人潜力，以及扩充个人技能，在生活与工作中做一个成功者。

这些练习的目的是提升人际互动的沟通能力，不论沟通的目标是在概念层面上还是情感层面上。

沟通技巧，可以通过教条式方法学习，但是在根本上，我们是在儿童时期通过自身体验学习如何沟通的。在研究生的学习里，学习心理治疗本身就是一种高度复杂的沟通模式，是通过教条式的方法，学习各家不同治疗学派的理论、技巧、规则，以及许多研究论文。

心理治疗专业的学生们成为治疗技巧工作者，他们死记硬背治疗过程，包括如何做系统性的去敏感化，如何提供恰当的诠释，如何做眼动脱敏与再加工治疗（EMDR），以及如何运用许多其他制式化的技巧来跟个案沟通。

然而，当学生真正开始单独面对个案时，他们很快就会发现许多教科书教导范围之外的东西出现了。直线性理论教导真的无法做到简单有效和按部就班。

举个例子来阐明一下我的意思，并且让你看到当今世界所教导的心理治疗（以及其他概念、状态、身份认同等），以及如何从中获得帮助和精进。

你可以想象一下，你早上起床，有种强烈冲动要成为一个心理治疗的个案。当然，你不会生下来就是需要心理治疗的病人。你必须花时间准备成为一个病人。那你如何让自己成为一个病人呢？很简单，你只要开始让自己想着以下这些词句的组合：我不行……，我做不到……，我从来不会……，我总是……，我应该……，只有……才会……，要是……怎么办……，或许……，如果别人……那就好了……。

你开始对自己反复这样说，"我无法停止暴饮暴食。"或是，"我永远不会有幸福的亲密关系。"你也可以这样跟自己说，"我总是会迟到。"或是，"我应该多读点书。"

从过去的经验中，我们总是会找到一种通用的说法。你可以这样打击自己，"如果我有另一种人生那该有多好。"你可以投射到未来，给自己创造一种担心："如果明天我搭的飞机在半空中与另一架飞机相撞了，那该怎么办？"或是，你可以添加一些自我怀疑和不确定性进来："如果我那样做的话，或许会好一点。"或许不会？或许……或许……或许……（我们总是可以在"或许"之后添加无限可能性）。同时，别忘了责怪别人一下，"如果他／她／他们能更敏锐一点就好了，能更仁慈一点就好了，能更有斗志些就好了，能更热情点就好了，能更讲道理些就好了"，等等。

刻意地组合以上这些话语，更加频繁地使用这些话语，很快你就会给自己创造出很多限制性的状态和想法。继续这样做，你很快就会成为一个合格的心理治疗个案。经常练习这些负面状态，你会发展出属于自己的负面身份认同，比如"我是一个失败者"。

现在，作为一个心理治疗师，花点时间想象一下，你舒服地坐在你的专业椅子上，一个自发性创造自己的问题的个案走进你的办公室。你作为治疗师的工作是帮他从受害者的角色里解放出来——一个受困于感觉、情绪、想法、行为、态度、过去创伤及关系的受害者。

你必须提供一种方法，改变他的"我做不到"这类受害者的想法，使他进入"我做得到"这样的想法里，并诱发一种被赋予能量、力量的状态——"我可以有效地克服这一难题""我可以用不同的方式处理这一问题""我可以改变"。

但是，有效的心理治疗不仅仅是帮助个案改变他们的想法或说法。个案活在一种负面状态里，他们的言语只是反映出他们所处的负面状态，点出他们所认同的负面身份价值。但这并不是造成负面状态或身份认同的主要原因。所以，让我们先来谈论一下心理治疗师。

治疗师的自我训练很重要

成为一个心理治疗师的过程是无法预测的，也无法按部就班进行的。我们无法说，满足一个条件或是几个条件就能成为治疗师。优秀治疗师无法只用一种状态、一个概念，或是一种身份认同。

许多心理治疗学派都有一系列的规则，描绘出治疗个案的核心重点方法。但是，所有的心理治疗学派都有一个共通的目标——帮助个案从受害者蜕变成为成功者。不论治疗师属于哪个学派或是运用哪种技巧方法，都可以通过发展治疗师的自我最佳状态，来提升治疗的效果。更进一步说，**治疗师的自身状态是开展有效治疗的起始点。**

我从我个人的经验里举个例子来说明。1985 年，世界心理治疗发展大会汇聚了世界最顶尖的心理治疗大师，来庆祝心理治疗诞生 100 周年（历史学家追溯心理治疗的诞生，是在 1885 年，弗洛伊德开始对医药的心理层面感兴趣）。我作为世界心理治疗发展大会的主席，很荣幸可以听到许多伟大心理学家和治疗大师的演讲。

我倾听了一场约瑟夫·沃尔普（Joseph Wolpe）的演讲。约瑟夫·沃尔普是伟大的行为治疗大师，他讲解如何治疗抑郁症。我很认真地听他描述发现个案根本焦虑的必要性，根据严重程度来安排焦虑刺激情境，然后严格地按照方法步骤减少对焦虑的反应，先从最轻微的情况处理，再到最严重的情况。我听完他的演讲，恍然大悟，"难怪我不能有效疗愈我的抑郁症个案。我没有运用情境安排和减少根本焦虑反应这两个技巧。"

我再三琢磨这个道理，边走边想，我确定自己找到了一种方式可以提供更好的心理治疗。但心里还有想法浮现，"一定还有更多方式""我肯定，治疗一定不仅仅是辨认出焦虑并减少根本焦虑"。

我来到另一个演讲厅，伟大的心理动力学治疗大师詹姆斯·马斯特森（James Masterson）正在强调，"如果你有个边缘型人格个案，那就用质问的方式。这是适当的方式。对于一个自恋型人格个案，运用自恋型人格脆弱的同理心反馈。这是适当的方式。如果你把同理心反馈用在边缘型人格上，这不会有效。质问对自恋型的人也没有效果。"我恍然大悟，"啊哈，难怪我处理不好我的边缘型人格和自恋型人格个案。原来我没有运用正确的方式。"

然而，我深思熟虑后，我的思考变得更加精练，"帮边缘型人格个案做治疗，不限于质问；帮自恋型人格个案做治疗，要比同理心反馈来得更实在。"

接着，我走进下一个演讲厅，当人本治疗大师卡尔·罗杰斯（Carl Rogers）阐明个案感受的基础架构有同理心、真诚和正向反馈时，我默默点头，"是的，没错""要更有同理心，治疗的秘诀就在此"！

然后我到另一个演讲厅，萨尔瓦多·米纽庆（Salvador Minuchin）建议大家，"不要只看个人，要看人与人之间的关系结构。改变那个关系结构，人就会跟着改变。"我告诉自己，"米纽庆说得一点儿都没错""我需要研究一下家庭治疗的结构学派方法"。

所有这些心理治疗大师的观点都好像是百分之百正确。他们的理论和治疗方法看起来很完美，每位大师都有一套特定的方式进行心理治疗。然而，关于如何成为一个心理治疗师的建议却是少之又少。

在这个大会的最后，我淹没在学派理论和实务应用的冲突矛盾之中。我最终明白，我跟沃尔普、马斯特森、罗杰斯，以及米纽庆等人最大的差异是，我对理论缺乏信心。把他们那种肯定的自信心带进治疗室里，不论你的治疗学派取向是什么——行为、态度、感觉、认知，或是关系，都会有好结果。作为一个治疗师，你有一种肯定的状态，个案就会回应你。当然，可能更多的是对肯定的回应，而不是对治疗技巧本身的回应。

作为一个激励人心的治疗师，我带着一点反讽的意味在此说，找到一些你信仰的概念，不论是理论还是技巧，将它们坚信不疑地说给你的个案听，个案通常会相信你并发生改变。这样看来，心理治疗就像信仰的改变。治疗的肯定状态带给治疗师的勇气，是他们信念中勇气的两倍。

我个人并没有理论或绝对的技巧来达到肯定状态。我的信仰是不一样的。我相信治疗是有更多方面的——不仅仅是质问，改变个人态度、改变人际互动结构。**治疗应该是一个象征性的、体验性的改变剧目，隐含的必然意义是，"通过活出一种独一无二的醒觉经验，人们自然有能力改变"。**

通过建立与融合更好的概念和相伴随的状态，治疗自然发生。改变想法、行为、感受和关系很重要，但不是最重要的，除非这些改变会诱发有效的概念和状态，才真正重要。为了创造有帮助的经验，我们同时聚焦在治疗师和个案的状态上——一种通过概念化沟通而诱发、体验到的状态。

在心理动力学派里有一种强烈的体验式传统，可以追溯到弗朗茨·亚历山大（Franz Alexander）那个时期，他提到正确情绪体验很重要。但是，在心理动力学派里，改变是洞察、理解的结果。我认为，体验应该是治疗主轴，也就是主菜，洞察与理解是甜点。动态体验发生在心理动力治疗的洞察与理解之前，它们都提供疗愈效果，也使治疗师变得卓越。

基于我在1985年的心理治疗发展大会上的其他经验，我的专业自信心大大提升。我还参与了其他三场工作坊，他们的演讲都与我的个人专业偏好吻合——R.D.莱恩（R. D. Laing），卡尔·惠特克（Carl Whitaker），维吉尼亚·萨提亚（Virginia Satir）。这些伟大的心理治疗大师的即兴演讲，不是基于科学、理论规范，或者学术研究，他们的大师风格是从哲学、文学和戏剧衍生而来的。

在人类文明历史上，各种形式的艺术总是带有最强大的影响力，帮助人们从内在成长，也在人际互动上成长。艺术创造了深刻感受。艺术改变了我们的感知、概念和状态。

因为这么多新鲜的发现，我改变了我对治疗的观点。我开始把治疗看成艺术，而不是科学。所以，我开始重新设计我的治疗师教导课程。在过去，有很长一段时间我学习并教导技巧。然而，当我回顾心理治疗的发展历程时，我发现治疗师重视技巧是后来才流行的。最初的心理治疗是聚焦在治疗师的个人发展上。

治疗师培训的历史回顾

我们感到好奇——或许是一种恋母情结的痕迹——我们想要了解专业人员到底如何受训成为一个治疗师。

在心理治疗发展的最早期，没有太多的技巧可以学习。心理咨询主要聚焦在理论层面。弗洛伊德刚开始研究医药的心理层面时，首先研究的是催眠。接着，他摒弃了催眠，专注于他独特的自由联想方法。

弗洛伊德深入研究了人们为什么会变成现在的样貌，并创建出完整的理论。他的方法主要是理解过去，然后将个案那些阻挡现在的过去的混淆模式去除。他将这些模式称为"移情"。

精神分析的一个主要目标是帮助个案脱离移情，除去历史冲突的投射，以及移除那些阻碍更美好生活的模式。精神分析治疗过程会引导个案去了解问题的移情投射。

为了促进移情的发生，弗洛伊德让个案躺在沙发上，帮个案创造自由联想的焦虑刺激情境。个案要把脑海中浮现的任何东西说出来。精神分析师会坐在沙发的后面，个案看不到的地方，这也会让个案产生紧张情绪。咨询室摆设有固定安排，这会刺激个案产生移情，这些移情可以被分析、被了解。改变会伴随着了解、洞察而发生。这些治疗技巧很简单，包括对质、澄清和解释。

精神分析师是医生。精神分析师的训练聚焦于治疗师的个人发展。目的是发展这种分析，让分析作为治疗的工具。精神分析师要学习进入一种没有反移情的状态。那些选择成为精神分析师的医生，会花很多年的时间进行分析训练，学习把自己个人的歪曲和移情去除掉。

弗洛伊德的方法造成的结果是，治疗师的状态被训练成一成不变的样貌。治疗师会用尽各种方法避免反移情出现（治疗师自身历史冲突的阻碍投射）。治疗师的状态转变被认为是一种移情，这会与个案的移情混淆。

第二次世界大战之后，心理治疗学派如雨后春笋般冒出。欧洲正在蹒跚地重建，心理治疗的焦点转移到美国。心理治疗学派聚焦于实际的方法和理论。治疗师的个人发展开始变得不重要。最终，治疗过程变成"正常医疗程序"，也是按照逻辑思考进行（医学上的看法是，一个快乐的外科医生与一个不快乐的外科医生同等有效，因为两个人都知道正确的手术技巧）。当各种技巧蓬勃发展时，心理治疗师的状态在治疗过程中似乎变得不重要，甚至退出治疗舞台，成为学术研究界所称的"不重要因素"。

下面介绍的治疗方法不是教育个案改变，而是用充满吸引力的方式邀请他们改变，就好像艺术家邀请观众进行视野角度切换一样。当我们将心理治疗看成一种艺术，而不是科学的时候，治疗师可以重新定义自己为沟通的艺术家。

因此，我们要重新学习治疗的方法。如果你想学物理，可以参加一个物理学家的演说。但就像一个人无法在演讲厅里学会如何创造艺术或成为一个成功的运动员一样，仅仅通过参加物理学家的演说，是无法学好物理的。学习必须由内而外，通过发现内在的体验和状态而达到学习的效果。

历史上，治疗师的个人发展对于早期精神分析来说至关重要。治疗师（沟通者）的个人发展再一次成为关键，用来提升疗愈的有效性，同时带有深度和宽广弹性。与精神分析类似，治疗师的状态可以是治疗的起始点。

我们思考一下当代的心理治疗培训模式。他们是否有效训练了治疗师？如果不是，什么是更好的培训模式？何不钻研一下表演培训，比如即兴戏剧。更具体地说，钻研一下艺术家是如何学习他们的能力的。

不论何时，当我们与人互动时，我们都在即兴演出。在心理治疗咨询室，这个道理也同样成立。有趣的是，许多伟大的治疗师都是从催眠开始学起，同时他们也学过戏剧表演。弗里茨·皮尔斯（Fritz Perls）、佩姬·派珀（Peggy Papp）、雅各布·莫雷诺（Jacob Moreno）、维吉尼亚·萨提亚都会戏剧表演，他们把艺术融入教导和治疗中。

我听从妹妹的建议，报名了戏剧课程，学习如何教导即兴戏剧。每个星期，我跟一群20多岁的年轻人一起上课。我们的老师是个戏剧学博士，第一堂课老师让我们做自我介绍，并说说来上课的目的。

第一个学生约翰说："我来上课，因为我想要到剧场表演。"第二个学生珍说："我来上课，因为我想要当电影演员。"接着吉姆说："我来上课，因为我想要拍广告。"然后轮到我："我是个间谍。我想学习一个戏剧老师如何教导即兴戏剧课程。"

自我介绍结束，大家围圈站着，开始第一个表演练习，也就是一个暖身练习，称为"啦啦"。每个人轮流重复一种声音模式——啦啦啦啦啦啦啦！啦啦啦啦啦啦啦！啦啦啦，啦啦啦；啦啦啦，啦啦啦；啦啦啦啦啦啦啦！同时加上一个身体动作，我们首先做的是拍手。

一开始老师先做示范，我们要重复她所做的。一会儿之后，她告诉我，"你来带头。选另外一个声音，用同样的韵律，选择另一种动作。"我选了另一个声音，啪啪啪啪啪啪啪，做一个摇篮的动作。大家都模仿我。下一个学生选了声音，嘎嘎嘎嘎嘎嘎嘎，以及一个新的动作。老师站到圆圈外面，给我们指导。"不对，萨德。"她说，"不是嘎嘎，是嘎——嘎！聆听带头的人，看他强调的地方在哪里，看他怎么做。模仿他'横扫'的动作。"

当练习结束时，我们直接进入下一个练习。中间没有任何讨论。没有讨论刚才过程中彼此的感受，没有任何分析，不把这些细节串联起来。

我感到非常困惑。"等一下，"我抗议，"我们不用讨论一下这个练习吗？大家分享一下彼此的经验，然后讨论一下？""不用，"老师回应我，"下一个练习。"

我本质上是一个"过滤分析者"。给我一个东西，我会分析它，就像把大麦跟谷壳分拣出来一样。个案告诉我他们的问题，我会分析这个谜题，找到有用的精华。他们告诉我他们的过去，我会分析这些过去。他们跟我说人际关系问题，我解析他们的故事，直到精华部分产生，然后反馈给他们有用的元素。关于反思能力我很有自信——咀嚼个案的故事，消化吸收，然后用更好的方式反馈给个案。

当戏剧老师拒绝解析我们所做的练习时，突然间我感到明显的不确定性，这种感觉就好像我跟艾瑞克森医师学习的过程一样。他可能会用催眠的形式把某个东西丢给我——一个任务、一个典故、一个谜题、一个游戏，或是一幅图画——这会迫使我进入一个神奇体验时刻。

我会因为这些不确定性而心情摇摆不定，但最终我的不稳定心情会逼得我不得不蹒跚前进。我得到艾瑞克森医师的细心照顾。我知道，如果我跌入无底深渊，他会接住我、支持我。

这种刻意的不确定力量与另一种刻意的悉心照顾，构成一个微妙的平衡。不确定性是一种外科手术，悉心照顾就是麻醉剂，所有手术都需要麻醉剂。

通常，艾瑞克森医师不会讨论他的所作所为。我需要启动自己内在的潜意识去"拆解"体验，并找到属于我的个人意义。这就像参观艺术博物馆，需要观众自己去体验那种超脱一切的美感一样。

在即兴戏剧课程里，我们成群结队地前进；我们没有解析任何东西。突然，我顿悟了。我想着，"这到底是为了什么？我在学习什么东西？老师教导了什么技巧？对于戏剧而言，怎样的状态和概念是必需的？"戏剧的一种必要技能是口齿清晰。要在舞台上表演，演员必须要口齿清晰。我想起老师跟我说的话，"不对，萨德。不是嘎嘎，是嘎——嘎！"我被引导去学习口齿清晰，是学习概念，而不是学习技巧。

一个舞台演员总是会夸大动作，不会羞涩；夸大的动作会引起情感共鸣。作为心理治疗师，这个元素对我而言很陌生。之前我被教育，当我在提供心理治疗时要静静地坐好，尽量不要有任何肢体动作。现在，在表演课里我被要求为了情感效果，要夸张演出（肢体、语调和动作）。

这堂课彻底改变了我对心理治疗的老旧观点。首先最重要的是策略目标。经过包装润饰的治疗方法，可以用来治疗具体目标。我开始试着运用自己的身体（以及其他任何我可以用的沟通管道、资源）来产生有效结果。

我从这个即兴练习里还获得了一个概念——模仿的重要性。要表演戏剧，需要有模仿的能力。假如你要扮演某个角色，比如出租车司机，你最好仔细观察出租车司机，并模仿他们的行为。如果你要扮演一个流浪汉，那你需要找到一些流浪汉，并好好观察他们的行为。

从这个简单的暖身练习里，我得到三个概念——口齿清晰、夸张动作，以及模仿能力——在戏剧表演里很重要，但是老师不会详细说明这些。戏剧老师没有在一开始上课时就告诉我们表演的三个要素：口齿清晰、夸张动作，以及模仿能力。相反，我们直接参与到练习里学习。

关于口齿清晰、夸张动作，以及模仿能力，我们是通过隐晦的方式亲身体验到的。当我们站上舞台时，这三种东西就会变成我们的状态，它们不再是技巧。这就像我们巧妙地绕过左半脑一样。

我们在建立一种状态——省略掉认知记忆，直接把它们变成身体记忆的一部分。我们使用认知记忆来学习技巧，然后勤奋不懈地练习。最终，这个技巧就变成一种潜意识反应。开始学习网球时，学习挥拍需要下很多苦功，然后将这个挥拍动作变成身体记忆的一部分，成为身体的自动反应。

隐晦的过程学习法很重要，尤其是在精熟特定的动作技巧，或是认知能力上。小孩学习语言就是用这种方法。隐晦的过程学习法，必须通过体验才能达成。相较于死记硬背的方法，这更节省时间和精力。

我在戏剧表演课程里接触到的学习方法，与我在心理研究院里了解到的截然不同。这就像第一次学骑自行车，跨坐在车座上，双手拼命地抓紧手把，然后开始歪歪斜斜地骑行。

学习骑自行车完全是一种内心体验，基于隐晦的过程学习法。你不是用左半脑来学习骑自行车。背熟骑自行车的物理原则，对你保持平衡并优雅地骑车一点帮助都没有。你需要用身体体验来学习如何骑自行车。

要掌握骑车的诀窍，你必须坐在自行车上，试着保持平衡，发展一种内在觉察，全面地感受你的身体动作如何影响你骑车的方向和稳定性。你尝试一次，跌倒了，然后再试一次。学习一段时间之后，你就会骑自行车了。你的身体学习，身体记忆，然后这就变成身体的一部分了。

还记得当你学会在自行车上保持平衡时，那次屏息呼吸，一种"啊哈"的顿悟感受吗？心理治疗和培训心理治疗师的过程，应该就是在个案和学生身上诱发一个美妙的"啊哈"时刻，激发一种生生不息的改变。这个"顿悟"时刻也代表一个人真的掌握诀窍了。

艾瑞克森医师用这种方式做治疗。艾瑞克森医师首先是戏剧大师，然后才是科学家。这或许听起来很怪异，因为艾瑞克森医师在职业生涯的前20多年花了很多时间所做的研究，更像是人类行为学家的研究，而不是实验室里的科学家研究。他喜欢做生活现场研究，而不是学术理论研究。

当艾瑞克森医师做治疗时，就像是在演一场戏。他跟个案的互动是如此活灵活现。皮尔斯、惠特克、莫雷诺、米纽庆和萨提亚，都有类似的风格。他们把戏剧加入他们的治疗里，因为他们对于直接体验感兴趣，而不是仅仅传递教条式的理论知识。在培训治疗师时，这些大师都把戏剧当作治疗主轴。

据我所知，艾瑞克森医师从来没研究过戏剧表演，但是他的教导方式跟培训演员的方式很相似。他避免说教式的演讲。他运用体验式练习来教导启发——一门课，接收者必须由内在启发，进而找到个人独特的意义。

治疗师培训练习系统，为治疗师的发展创造了一种健全环境，通过体验式、隐晦的学习方式，让改变变成身体记忆。就如同通过有氧训练来锻炼、强化肌肉群一般，治疗师培训也需要持续不断地锻炼精进。

为了帮助大家了解临床工作中治疗师的全方位发展，我会在下一章节勾勒出治疗的全方位沟通模式。

选择点：全方位模式

为了让大家了解心理治疗培训练习如何套用在治疗师的工作情境上，我们用一个更大的全方位沟通模式来理解全盘。这个模式包括五个治疗选择点：目标、礼物包装、量身定制、过程，以及治疗师／沟通者所处位置。这个模式用来强化顿悟的经验，可以运用在任何人际关系互动上。

钻石选择点模式

我经常用五个选择点的体验式练习来教导我的学生，帮助他们完整掌控概念。为了教导"治疗师所处位置"，我一般会运用心理治疗培训里的体验式练习。

我们可以在图 1-1 中看到选择点模式的样貌，就像一颗钻石摆在我们眼前。

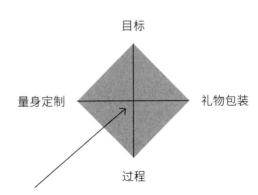

图 1-1　钻石选择点模式

让我们简单地检视一下模式里的前四个点，然后进一步讨论第五个点，第五个点处于图 1-1 中的核心位置，其他四个点在周围变化发展。每个选择点都有一个主要提问。

我们首先来看的选择点是目标。关于目标我们要思考的问题是，"我想要沟通什么？"更精准地说，这个提问可以是，"我希望能够诱发什么样的反应？"

要提出一个目标看似简单，但是很多时候，说话的双方在沟通之前并没有意识到特定目标是什么。人们很多时候说话是为了了解自己的思考，并不会策略性地思考他们想要达成什么样的结果。

在医学上，目标是有迹可循的。比如，个案感染某种细菌，10 个医师可能会有同样的诊断，然后开类似的抗生素。这是一种清楚明了的情况。然而，心理治疗的过程是一种启发式历程——根据过去的经验来简化假设。

因此，10 个心理治疗师可能有 10 种不同的治疗目标，尽管个案呈现同样的病症。一个治疗师可能建议改变想法，另一个治疗师可能建议改变行为。一个治疗师可能聚焦在情绪同理心上，另一个治疗师可能提供伴侣治疗。目标会因为许多不同原因而有多样变化，其中一个原因是治疗师自身的治疗学派取向。

礼物包装是第二个选择点。礼物包装的提问是，"我想要如何沟通这个目标？"知道要说什么或许很重要，但知道如何强化它才是至关重要的。治疗师如何进行礼物包装，其中的元素技巧可以说选择众多。它包含如何运用这些技巧，比如催眠、讲故事、病症描述，以及重新框架等。

药房里的成药可能治好感冒之类的小病，而把心理治疗想成与药房里的成药疗效一样是错误的。**心理治疗技巧是用来将概念礼物包装呈现给个**

案的，技巧本身没有任何疗效。适当的礼物包装可以强化疗效，特别是当我们的目标是诱发经验上的顿悟的时候。

隐喻是礼物包装一个信息的一种方式。

亚里士多德曾说，"到目前为止，最棒的事情就是成为隐喻的大师。"在一个隐喻里，包装一个目标可以强化个案反应以及疗效。隐喻会启发个人从故事中找寻个人意义。隐喻会塑造一个人的心灵地图，跟潜意识沟通那个不可预知的宝藏；对象和表征消失了，同时制式的围篱和对立面也消失了。隐喻是一种概念化沟通，会唤醒沉睡的潜力及强化顿悟的情感，用来诱发经验体现。隐喻会启动顿悟的感觉，它不是呈现事实的工具。

礼物包装一个隐喻会强化情感冲击。隐喻是间接的方法。罗密欧说，"朱丽叶是太阳"，我们理解他在说什么。如果罗密欧去解释他所说的话，那种深刻感受就不见了。隐喻比文字本身有更多意义，而且它是模糊的。每个人对于隐喻的诠释都不一样，但是概念上的意义是通用的，就像罗密欧说的那句话一样。

第三个选择点是量身定制，这是一个增强信息的关键方法。要量身定制一个信息，治疗师会问自己，"个案/接收者处于什么位置？"这个元素聚焦于个案心灵世界与人际关系的评估面向。收集到的信息是用来修正礼物包装技巧的，以符合个人最佳需求。量身定制也用在目标设定上。

治疗方法应该进行礼物包装，才能符合个人的独特需求。要给一个实事求是的讲究科学的人提供作业，我们需要一种特定的方法。对一个艺术风格的人，我们需要另一种方法。我们给予科学家的任务可能是合乎逻辑、线性合理的任务。对于艺术家，我们可能把任务框架成一种唯美的画面。

了解个案所处的位置，可以帮助我们决定治疗目标。如果个案抱怨抑郁症，我们可以画出一幅地图看看个案是如何表达他的抑郁的。对某些人而言，抑郁是钻牛角尖且害怕与人接触。对另一些人而言，抑郁是黑暗恐怖的画面加上严重的自我批判。对很多人而言，抑郁是感受不到快乐，并且感觉生活无聊。

我们或许可以从"个案是如何经历他的问题的"这幅地图上找到蛛丝马迹，找到治疗目标。个案对于问题状态结构的倾向，或许可以给我们提供一盏明灯。**心理治疗方法的原则是治疗元素，而不是诊断**。问题的表面陈述是一种诊断。当我们改变了足够多的元素，整个问题自然改变。

第四个选择点是过程，核心提问是，"一个戏剧化过程如何活化礼物包装和量身定做的目标？"有三阶段过程：设定（伏笔）、主要方法、跟进。整个过程是：进入、提供解决方法、离开，即治疗师在治疗之前、当中、之后。

我们思考一下网球和高尔夫球的击球。力量来自一开始的设定和之后的跟进。用电影的术语来说，整个过程是开场、主题呈现、结局。比如，开场的一幕是一栋高楼大厦，镜头接着转到办公室里在聊天的两人，然后音乐或是说话声音引导到下一个场景。

一个好的治疗师，想要个案产生深刻的情绪感受，会将他们的信息用这三阶段呈现出来。比如：（1）"你正在读这本书。"（2）"你可以理解书中的想法。"（3）"你可以体悟书中的概念。"（4）"你可以运用这些体悟去强化你的沟通技巧，并产生深刻感受的效果。"（5）"你想要更有效的沟通，是吧？"在这个例子里，三个"跟随的陈述句"（句子1、2、3），引导到一个目标建议（句子4），这个"三明治沟通法"是夹在跟随句和引发动机句（句子5）之间的。在这个例子里的三阶段过程是：跟随、建议、引发动机。

当我们聚焦在这四个选择点上时就会使整个治疗更有效率。这个模式有个好处是它立即的效用：治疗师在面对抗阻时会有更多的选择。看时机需要，我们可以改变目标、礼物包装、量身定制，或是创造一个过程。

再次强调，我们可以运用教条式方法或是体验式方法教导这四个元素。我更倾向于用体验式方法，因为经验会加速学习的过程。通过引导的练习可以直接被学员记忆在身体里。这四个选择点背后有个更大的提问：治疗师如何做治疗？

最后一个选择点，治疗师所处的位置，这对提升疗效有重要帮助。这个选择点的提问是：一个人如何成为治疗师？为了提高接收者的能力，沟通者可以探索之前隐藏的潜力。心理治疗培训练习可以使治疗师的状态变得更灵活有弹性，以帮助个案得到最佳的疗效。

治疗师的状态

要研究治疗师的状态，我们先要思考一下这个问题，"我应该采取什么样的位置 / 姿态 / 状态？"治疗师的状态可以切分成四个部分：滤镜、肌肉、心、帽子。每个部分都有个人层面和专业层面。

滤镜，代表的是看事情的角度。在专业层面上，研究家庭治疗跟研究行为治疗的滤镜是不一样的。在个人层面上，出生在你的原生家庭跟出生在隔壁邻居家的人的滤镜是不一样的。

肌肉是执行能力，是做事情的方法。比如，精神分析学派会锻炼他们的"诠释"肌肉，然而艾瑞克森学派会锻炼"讲故事"的能力。

心指的是一个人的慈悲心，跟专业治疗取向及个人风格息息相关。

帽子象征的是一个人的社交角色。"她戴着很多帽子"，意思是她有很多个社交角色，善于人际交往。作为艺术家是一个社交角色，作为运动员，作为父母亲，或是有自信的专业人士都是社交角色。一个精神分析师的帽子是不同于一个艾瑞克森学派治疗师的帽子的。

我们发现在图 1-1 的模式中，治疗师所处的位置在正中间。它会影响其他四个选择点，而这些选择点也会交互作用。起始点不见得从目标开始。

有些治疗师在跟个案会谈之前就已经决定要用什么技巧（礼物包装）了，可以熟练地运用这些选择点并发挥它们的最大效用，然后就会看到疗效和正向改变接踵而至。有些治疗师强调特定目标，在改变发生的基础上与个案共创一个合约。其他治疗师可能不强调特定目标，而考虑治疗的自然发生是建立在"你—我"关系的基础上的。比如，存在主义治疗学派，几乎不看目标、技巧和策略过程，把治疗的核心放在——在咨询室里建立直接的人际互动关系。有些时候，我们最好花点时间从量身定制开始，在决定治疗目标前，深入了解个案所处的位置（价值观）。

为了有效沟通，我们必须考虑五个选择点。治疗师的状态，是这本书的中心思想，我们在下一章节会进行深入了解。

治疗师的状态

让我们来深入研究一下第五个选择点：治疗师的状态。在这里我会使用"治疗师"这个词，如果用到其他领域，可以把这个词替换成"沟通者"。

治疗师的个人状态至关重要

每个治疗师会把自己的个人和专业的状态带进咨询室里，这会决定治疗的方向和结果。如果考虑到技巧的话，个人的状态更是至关重要。艾瑞克森医师神乎其技的治疗方法并不是从理论、研究或是练习而来的，主要是从他的个人状态创造出来的。

治疗师所处的个人位置或是个人状态，是由治疗师的治疗学派和个人价值所组成的。在咨询室里，任何时刻治疗师都会投射出一种重要状态。治疗方向是从这些上游源头而来的。

在传统精神分析学派里，为了强化移情作用，治疗师的专业位置不变。在精神分析学派里，治疗师的个人位置（感受）会被认为是"反移情作用"，这有负面的意义，因为精神分析学派极力避免把治疗师个人的、潜意识的观点掺杂在治疗的过程中。

治疗师不可避免地会通过他们的行为、穿着、办公室规定、咨询室摆设，把他们的个人价值观及对治疗的期望投射到个案身上。当然，我们要避免不恰当的投射，但是每个人都不可避免会投射，就像每个人都会无意识地掌控某些情境一样。我们这里的目标是建构且运用有疗效的投射。然而，根据传统精神分析学派，所有的投射都是负面的。

在每个心理治疗学派里，治疗师都有一个特定的学派取向，包括特定的滤镜、肌肉、心、帽子。这些元素是帮助个案建立一个美满幸福快乐人生不可或缺的关键要素。治疗师通过明显或是隐藏的特定培训和经验而获得滤镜、肌肉、心和帽子，从而在治疗师本身的技巧或状态里，逐渐呈现出一种稳定的治疗风格取向。

通过专业培训的磨炼，治疗师技巧状态的元素很自然地被启动。有些治疗师聚焦在行为上，有些治疗师聚焦在感觉上，有些治疗师聚焦在关系模式里。有些治疗师说话带着关心的语气，有些治疗师会运用讲故事或是幽默的能力。有些治疗师用正式的会谈的方式，有些治疗师用随性的会谈的方式。一个治疗师的滤镜、肌肉、心和帽子，是他的一种个人特质，是由先天潜能及后天培养的能力构成。

在心理治疗领域，不同学派对元素中滤镜、肌肉、心和帽子的组成的"正确比例"有不同看法。以下这个问题没有标准答案，"我如何成为一个最有疗效的治疗师？"每个个案的独特性都会造成其特有的结果，没有一种单一治疗师状态适合所有人。

更进一步来说，一个治疗学派的夸克（quark，最重要元素）或核心价值观对于另一学派而言可能是很怪异（quirk）的（Zeig，1987）。从这个观点来看，我们最好把治疗看成一种艺术，而不是一种科学。

在科学领域里，科学家对基本的组成元素以及定义是有共识的。在心理治疗领域里，就没有这样的共识存在。心理治疗的基础单位是行为还是情感？是成人自我状态还是小孩自我状态？是觉察还是认知？是关系模式重要还是心灵层面重要？尽管特定学派的基础单位都是概念，这些概念也经常被认为是事实，但是在各个心理治疗学派里，对核心价值可能有多种不同定义存在。

比如，在催眠领域里，许多专业机构试着要把催眠现象标准化，还是有其他定义存在。治疗师甚至无法在治疗目标上达成共识。有些治疗专家坚持要有特定目标；有些治疗专家认为心理治疗是一种成长历程，有具体的目标会阻碍成长的过程。

心理治疗里的目标各不相同。在医学领域，一个诊断就会产生一个治疗计划。而在心理治疗里，目标取决于个案所处位置及治疗师本身之间的互动。

如果个案抱怨抑郁症，治疗师可以将这个抱怨详细分解成为几个可治疗的单位。或者，治疗师可以引导个案去检视成长经历、人际关系、行为、梦想，或是存在的意义，这些都可能实现成功的疗愈。个案和治疗师可以商量讨论目标的制订。治疗师可以建议，"你的情况不是抑郁症，你的情况是绝望。"治疗师也可以建议，"你的生气、愤怒是向自我内在爆发。"

滤镜、肌肉、心、帽子，为治疗师构建了一种"我是谁"的状态。这种状态是治疗的起点，可以决定治疗的方向和结果。有时候，治疗师的状态比个案的状态更能产生疗效。

为了简单地让大家理解治疗师的状态所带来的力量，我们用以下的轶事趣闻来说明一下。

维多利亚女王的一个外甥女连续两个晚上分别与英国的两个伟大政治家威廉·格莱斯顿（William Gladstone）以及本杰明·迪斯雷利（Benjamin Disraeli）吃饭。当人们问到她跟这两人吃饭的经验时，她回答，"第一晚是跟格莱斯顿吃饭，我感觉他是全英国最聪明的男人。第二晚是跟迪斯雷利吃饭，我感觉我是全英国最聪明的女人。"

当我们不去研究这个回答的内容（有慧眼的人才能识英雄，维多利亚女王的外甥女很聪明）时，我们会发现沟通者的状态会创造出一种启发式的感觉。

有些状态是所有的治疗师共同拥有的，不论他们的学派是什么。好的治疗师用同理心、真诚和正向态度来面对他们的个案。治疗师不能让个人的私心和问题干扰个案的治疗过程。优秀的治疗师致力于创造一种治疗同盟关系。

我们都知道，在成功的治疗里，治疗同盟的形式是变化多端的。治疗同盟是一个概念，也是一种状态。试着通过教条式解说来教导学生学习治疗同盟就如同缓慢地走在一条漫长的道路上，遥遥无期。我们需要运用经验式方法来灵活地建立一种个性化的治疗同盟。

治疗同盟不仅仅是在同理心的情境下共创目标；它是一种不同领域的建构，而这当中很多部分需要依靠治疗师自身的灵活状态来调整。这本书的一个写作目的是发展治疗师的状态，以暗中强化治疗同盟关系。

总之，治疗师会发展出特定的个人风格及特定状态，这跟他们自身的治疗学派紧密相关。作为艾瑞克森医师的跟随者及艾瑞克森学派的实践者，我会呈现一种跟行为治疗或是精神分析全然不同的治疗师状态。

治疗师自我发展

一个治疗师的状态的各个面向，会随着训练和临床经验不停变化发展。传统的专业成长方法包括研究生培训、在职培训、督导、学术研究论文，当然也包括临床上与各种不同个案接触。听演讲、学习大师案例、读书、运用媒体、尝试协同治疗，也是专业成长的方法。尽管以上这些方法会增进治疗师的专业能力，但它们不见得是经验式的体验。

大多数治疗师有一个共识，不论他们的学派是什么，他们一致认为他们的专业成长来自以上这些资源的其中几项组合。但是当我们问"治疗师的主要成长是从哪里来的"，通常反射性的答案是，"我从我的个案身上学到的最多。"我觉得这样的回答有好几种含义。到底学到什么？学到如何当个受害者？学到如何变成僵化的人？学到如何抱怨？

好的，我不应该自作聪明，但我的重点是：为什么像专业成长这么重要的议题要通过纷乱无章的方法学习？是否有更系统性的专业成长学习？是否有人可以构想出心理治疗的专业发展就好像运动员的专业训练一样，需要个人经验、练习和纪律？

在某种程度上，当一个运动员已经熟练一组特定技巧，接下来他就会聚焦在理想表现状态（Ideal Performing State，IPS，也称为巅峰状态）上，去完成眼前的挑战；而不会再聚焦于如何学习技巧。

作为沟通的"专业运动员"，治疗师可以通过规律训练（或是交互训练）来提升自己的能力。治疗师的重点可以放在开发灵活的治疗方式上，将灵活的治疗方式作为特定情境的理想表现状态。治疗技巧并不重要。

这本心理治疗师培训手册，就是用来开启一种系统性、体验性培训计划（开发治疗师潜力）的。

米尔顿·艾瑞克森的状态

我们在前文提到过，心理治疗师培训系统的主要目的是训练独特的滤镜、肌肉、心和帽子，用来精进个人的卓越能力，尤其是当我们的目标是要让对方顿悟时。

艾瑞克森医师本身就是有效率、优秀治疗沟通者的最佳例子。他在自己的专业生涯里发展出许多种独特状态。

比如，艾瑞克森医师精通顺势而为的概念和状态，无人能出其右；他同时也发展出超凡的敏锐感知力，能够察觉个案最细微的模式和变化。艾瑞克森医师甚至会运用间接沟通，一种我称之为"引导导向"的状态。

他的治疗风格是全然体验性的，同时他会创造出戏剧化的疗愈体验，在这样的基础上改变会自然发生。同时，他还有强大的策略思考能力，他会有意识地发展治疗步骤。艾瑞克森医师致力于强化带有疗效的信息，他会先让自己进入一种互补的状态，包括顺势而为、敏锐感知力、引导导向、体验式、策略思考。

其实我知道艾瑞克森医师的取向定义里严格来说并不看重"状态"，而是将它们看为拥有整体价值的部分，因为它们可以建构临床工作的基础。心理治疗培训系统是一个工具，用来探索跟发展有效的状态，因此我们可以把这些应用在实际治疗工作上。

关于治疗师如何灵活、有弹性地改变状态，艾瑞克森医师有数不尽的例子。尽管囿于多年的习惯行为，尽管我们都有自己偏好的理论取向，尽管我们都有个人的偏见，我们还是可以随着情境和个案需求，切换我们的位置和视角。

本书中的许多练习，就像很好的瑜伽锻炼一样——用来启动一组全新的肌肉，允许我们的滤镜更加敏锐，把新鲜血液打进我们心脏，在我们专业的帽子上添加颜色和质感。

艾瑞克森的自我训练

艾瑞克森医师在工作中也提到过一种自我训练的方法。他提过很多用来提升自己的练习。为了弥补医学院、实习期、住院医师的训练不足，在早期的工作里，他会从社工单位取得一份写好的个人社交心理历史报告，然后根据那份社交心理报告，建构一个直觉性的传统精神疾病心理状态评估。

接着，他会反向操作整个过程：他会取得一份精神心理状态评估报告，写下一个直觉性的社交心理历史，然后与从社工单位取得的实际报告做对比。

他说自己在100个病患身上做过这个练习。他的目的不是要学习内容，而是精熟一种状态，去了解人类发展的基本要素，使之成为自然思考过程的一部分。

艾瑞克森医师也会锻炼自己获取一种敏锐状态。他会分辨出人类社交行为的细微差别。在职业生涯早期，他就像夏洛克·福尔摩斯（Sherlock Holmes）一样工作，他会寻找一个细微线索，从中写出他的预测。为了避免自我欺骗，他会把他的预测交给秘书保存进一个保险柜里，直到他的预测被证实。

比如，他觉得发现了泄露秘密的行为，他会写下，"这个人正在有外遇"，或者他会猜测，"那位女士怀孕了"，尽管没有任何外在生理迹象显示。他认真勤奋地发展一种能力——从细微线索推论，而不是只聚焦于增加他在知识领域的基础。

艾瑞克森医师终其一生致力于他的成长和发展。在他去世之前，我问了他一个简单的问题。他用一个故事的方式回答我，他的答案就如同层层包装的礼物。我必须拆开包装获得答案。他这种间接回答我问题的方式，让我很感兴趣。他在沟通一种概念，而不是教条式的引导。我有种感觉，他玩得很开心。他还会练习他的引导导向状态，想要让它更加丰富。

艾瑞克森医师一生中花了许多时间在引导导向状态里。他致力于提升他的引导导向能力，想使之成为一种自然本能反应。比如，艾瑞克森医师作为治疗师的一个主要天赋是，运用有疗愈效果的故事。讲故事的能力是从引导导向状态衍生出来的，这并不是一种技巧。

当他的小孩到他的办公室时，艾瑞克森医师会给他们讲故事。他也经常给他的病人讲故事。当他与朋友或家人用餐时，他也经常讲故事。他这样做的目的是刺激概念和情感的深刻体验。

艾瑞克森医师可能会讲一个故事，想看看是否能让听故事的人捡起他的笔，转一圈，再将笔放下，而不需要直接给指令。这并不是为了操弄而去操弄，艾瑞克森医师在探索人类的行为反应。在社会心理学成为一个专业领域之前，他已经是时代先驱的社会心理学家。为了帮助他的学生发展状态，他会布置经验式作业。

艾瑞克森对我的训练和我的自我训练

艾瑞克森医师给我布置了一个个人发展任务。比如，他叫我去校园里看小孩子玩耍。我的任务是，预测哪个小孩接下来会玩哪个玩具，哪个小孩会率先离开团体，哪个小孩会接着说话。这种需要敏锐观察力才能发现的细微状态，可以从小线索去推论，然后预测未来模式，艾瑞克森医师很喜欢做这样的事，他也鼓励他的学生发展这种状态。

作为一个概念沟通者，艾瑞克森医师经常运用体验式方法。我在1973 年第一次拜访他时，他在一张纸上画了三条线——一条垂直线，一条水平线，一条斜对角线。他问我，"这是什么？"我很仔细地看，并试着找出一种模式，完全没有任何头绪。然后我放弃了。艾瑞克森医师很用力地点点头，然后摇摇头，然后把头倾斜到一边，告诉我，"是的""不是""我不知道"。他在教导我寻找细微线索。他说当个案说话的时候我应该小心地观察个案，要注意到不一致的地方。

他这种简单而直接的体验式风格，在我心里留下了不可磨灭的印象，40 年之后我依然觉得如此精妙绝伦。如果他是用教条式的方式解释发生不一致细节的重要性，就不会让我如此印象深刻了。我可能"感受"不到那个概念。

本书中的练习，撷取了艾瑞克森医师的治疗取向的重要元素。就像模仿对演戏来说很重要一样，模仿对心理治疗师来说也是很好用的工具。艾瑞克森医师是我模仿与效法的榜样，但我也不会将自己局限在艾克森学派的方法里。

我会运用家庭治疗技巧、人际沟通分析、格式塔学派的完形技巧、系统化取向，以及心理治疗动力取向，但艾瑞克森医师出神入化的经验式心理治疗技巧最让我叹为观止。我致力于整合艾瑞克森学派的状态到我个人的专业发展中，创造我自己独一无二的治疗风格。

我通常一个月会选择一个主题，用来增进我的专业能力，或是提升个人生活品质。比如，我可能花一段时间锻炼我的视觉感官。我可能花时间锻炼顺势而为的状态，或是精熟三步骤策略过程：进入、发展主题、离开。我的自我锻炼的目的是通过体验强化我的治疗师状态。

本书中的练习，可以用在个人发展的许多层面上。在接下来的两个章节，我们会有更完整的方法技巧介绍。

治疗师培训取向学派

治疗师培训取向学派聚焦丁发展生生不息的概念和状态。体验式练习用来帮助学生实际感受目标状态。

在介绍暖身练习及治疗师培训练习之前，我们来简单回顾一下：关于提供心理治疗有一个基本主观性，我们无法避免。有这样一种看法，治疗师的体验性状态都是独一无二的。这会投射到治疗情境里，建构治疗的核心。喜爱教条式状态的治疗师会运用教导的方法，有个人魅力的治疗师会运用他们的魅力作为治疗核心。治疗师的状态会影响整个治疗过程。治疗通常从治疗师的状态开始。治疗师培训系统是基于概念沟通的。运用概念沟通的治疗师会采用一种独特的状态，因为沟通概念需要一个经验式取向技巧来达成目标。

心理治疗师的主流训练包括，教条式教导、督导制度、学术研究、模仿大师、临床经验、书籍、媒体、协同治疗，以及单面镜学习。这些培训可以发展治疗师的姿态、风格、自我了解、治疗取向、个人存在感、状态，因此，一个系统化、体验性的培训项目是最理想的。

在我的教师职业生涯中，我在我的教导里加入了一个核心元素：用一种体验式方法强化治疗师状态。这是我从艾瑞克森医师身上学到的，但任何治疗学派都可以通过体验式教法来深化他们的培训，诱发并升级治疗师的核心能力。

这本书针对的读者群，并不局限于艾瑞克森学派的学生们。治疗师培训系统是一个模型，会对生活的许多面向有帮助，各种治疗学派都可以调整套用。整体来说，治疗师培训系统就是人类经验发展的一个比喻：找到卓越的榜样，将它分解成许多小元素，找到最适合你的状态，创造一些练习用来发展理想状态，持续锻炼，做这些练习，直到它们变得程序化。

本书中有两大类练习：暖身练习和治疗师培训练习。暖身练习主要是学习大多数治疗师可以派上用场的状态。而在治疗师培训练习里会进一步锻炼进阶能力。

我们要反复做暖身练习和治疗师培训练习。让我们回到那个学习骑自行车的比喻。当你看别的小孩悠游自在地骑自行车时，你会以为骑自行车很容易，但你需要花时间练习，才能找到平衡感。每一次你做练习的时候总会有一些细微进步，直到突然间你茅塞顿开！这看起来像你突然间学会了一样，事实上这是一个累积的过程。

同样地，书中所提的练习你必须多加练习，直到全然体验到练习要诱发的状态。训练积累的结果就是，作为治疗师，你可以进入一种有效治疗的全新领域。

书中的练习是专为心理治疗师量身定制的，这些练习最好是在专业培训团体里学习。不过，也可以有些调整，用来配合个人需求、专业研究需求、学术研究团体需要、督导班需求、临床练习需求，或是非专业情境里的自我成长需求。最终目的是帮助练习者提升能力、发展有效的状态。

再次强调，我赋予"状态"这个词一个全新定义。我广泛地使用这个概念。比如，治疗师想要发展一种运用隐喻的特定状态。严格来说，运用隐喻应该不算是一种状态。通常会把它看成是一种沟通工具。然而，在这本书里，把它看成一种状态，这对练习者会有益处。

回想一下莎士比亚的隐喻，"朱丽叶是太阳。"注意，莎士比亚并不是用模拟句，"朱丽叶就像太阳。"用模拟句造成的效果会打折扣。莎士比亚所用的隐喻，隐含的意义更显丰富，有更多想象的空间，还有造成演员和观众更多状态的改变。

我无法想象莎士比亚到底是系统性思考还是自由自在挥洒，"现在我要创造一个隐喻，用来表达罗密欧内心情绪澎湃。"作为一个厉害的作家，创造隐喻是一种过程，是自然发生的。我想象莎士比亚任意随性地切换进入一种状态，在其中，隐喻就只是"自然发生"。或许他一直活在那种状态里。

隐喻是一种概念沟通，会诱发体验感受。我鼓励参加我培训课程的学生，将隐喻的运用发挥到淋漓尽致。为了达到这个目的，我设计了体验式练习，帮助他们切换到一种状态，让隐喻可以自由触发产生。为了创造一个印象深刻的"心锚"，我可能会启动这种"朱丽叶是太阳"的状态。

我们把隐喻看成一种状态，其中一个原因是，它可以不理会内心里总是想要正确的冲动——想要做正确的事情。隐喻是暧昧模糊的，可以有各种不同诠释，没有所谓的正确隐喻。

更进一步说，我希望学习能尽快地得到进展，天衣无缝地进到身体记忆，而不是在头脑记忆里凋萎。"不要老想着总是要正确，"我会这样告诫学生，"要去开发我们渴求的身体直觉。"我会清楚地限制学生们在学习知识上的理解，教导他们发展状态，去感受状态的体验范畴。

这些练习结束时的讨论，应该聚焦于治疗师如何传递沟通信息，而不是接收者的感受。我们要求治疗师描述一个或两个沟通里的现象特质，这是练习的目的所在。治疗师致力于找到进入理想状态的方法（在当下最能感受到的方法），然后学会在任何必要的情境里，轻松自在地进入理想状态。

　　学生通常觉得我给他们的指令聚焦于治疗师，这件事让他们感到很困惑，因为他们总是被教导要对接收者提供有效帮助。他们想学习接收者是如何了解信息的。我完全不认同这样的意图，甚至尽可能禁止它。

　　我希望治疗师转向自我内在，检视自己内在的经验切换，感受到练习要带来的效果。关于有效这件事可以等待，它是我们发展理想状态的副产品。聚焦在自己的状态上，而不是聚焦在对方的反应上，这会帮助学生发展生生不息、身体记忆深刻的体验。

　　现在，让我们讨论一下治疗和催眠。

　　当个案来接受治疗时，他们可能感觉自己困在一种失败者的状态里。他们可能认为自己是失败者，所以告诉他们成功所需要采取的步骤并不会有任何帮助。

　　艾瑞克森医师的解决方法是，有意识地去唤醒有效状态。最重要的原则是唤醒潜在资源。我们都有未被开发的潜力。那些认为自己是失败者的人，其实在人生中都曾经成功过许多次，可能比他们的失败次数还要多。治疗焦点可以放在先前沉睡的资源状态，而这就是催眠可以派上用场的地方。

　　关于催眠的两种言论：在大多数文化里，人们认为催眠是一种麻醉状态，催眠师像执行外科手术一般，从潜意识中移除坏掉的模式，取而代之植入积极正向的想法；艾瑞克森医师将催眠提升到全新境界，他认为催眠是一个过程，用来唤醒人们内心的无穷潜力，无论是心理层面的还是生理层面的。

　　更进一步说，艾瑞克森医师通常只会片段地使用正统催眠。他发展出一个过程，称之为"自然催眠法"。我们可以创造催眠过程，而不需要一个传统催眠引导，因为体验式的催眠方法会让情感冲击成为有效资源。催眠过程会让个案感受到，他们可以改变自己的状态。

有心想要学习催眠的读者，可以阅读我的著作《心理治疗艺术之催眠引导》（Zeig，2014）。我们可以将催眠看成许多体验式过程中的一种工具。催眠是唤醒式的、概念体现的沟通。催眠不是用来植入教条式的信息的。其他体验式的方法包括，讲故事、赋予任务、做象征式任务、做平行任务、挑战、讲笑话和说隐喻。这些体验式的方法都是用来改变概念、状态、感知、感受、记忆、情绪、身份认同，以及僵化的关系模式的。

催眠可以是一种诱发目标的"参考状态"或是"参考经验"的过程。我们可以创造或诱发参考经验。如果一个个案来找艾瑞克森医师，抱怨自己是个失败者，艾瑞克森医师可能会安排一个情境，让个案体验到成功的感觉。他可能会用些方法，很有说服力地唤醒个案过去的成功经验。或者，艾瑞克森医师可能在治疗过程中，通过讲一系列的轶事趣闻来诱发一种成功状态，让个案通过这些元素的引导，感受自己成为一个成功的人。

讲轶事趣闻，就像大多数的沟通方法一般，有信息传递和情感表达这两个部分；有明显的故事内涵，也有隐藏的情感唤醒。表面的故事内容可能是中性无害的，隐含的故事信息可能会引导个案发展出一个体验切换，进入一种成功的深刻感受。体验性方法可以改变状态，因为他们是醒觉式沟通。通过概念的体现、感受，状态就会产生转变。

有些参考状态深藏在记忆里，在我们无法碰触的地方。就算你知道某个特定的资源在图书馆里，并不表示你可以轻松找到、得到那个资源。每个不成功的人都有成功的参考经验，但这些经验可能散落四处，无法成为概念、状态和身份认同。

人生重大事件（婚礼、满月礼），比如仪式和庆典，是用来作为参考经验，用来建构身份认同的。但这并不意味着，当你结婚或是离婚后，你就困在那个身份里。许多参考经验锁在记忆里，有些是好的、有些是坏的——经验会创造出身份认同，你是聪明的、有幽默感的、有能力的，或是一事无成、爹不疼妈不爱的。参考经验总是通过人生重大时刻来创造身份认同。它们通过体验式方法诱发，比如讲故事。

当我跟艾瑞克森医师在一起时，他通常会给我讲一系列的故事。我总是隐约感觉到有条细线串联起所有的故事，我会跟他说，"我觉得你说的这一系列故事有个共同主题，但我捉摸不到，那到底是什么？"有时候他会直接告诉我答案，但更多时候他会讲另一个故事。能够帮助我茁壮成长的，并不是那些头脑上的理解，相反地，是他设计的用来创造体验的切换方法——一种生生不息的状态改变。

比如，艾瑞克森医师大力推崇随机应变，一生致力于提升他的学生和个案拥有"初学者心智"。随机应变是他的一个通用主题。他会信手拈来，随机应变地运用他百科全书般的渊博学识，为个案量身定制一个专属信息。他可能会串联一系列的故事，包括小孩、青少年，以及成年人的，他会描述这些人如何随机应变，平行于个案所呈现问题的顺序发展。或许，他会讲述与动物有关的随机应变故事，或与不同文化有关的故事。

当我遇见艾瑞克森医师时，我大概 20 多岁，算是个很叛逆的人。他会给我讲一系列的故事，关于个案无比荒谬的顽固。我会安静地暗自窃笑，"还好我没有这种荒谬的顽固。"但其实内心里，我会检视自己的顽固，随之发展出一种较有灵活弹性、随机应变的状态（参考经验）。艾瑞克森医师的做法是概念体现化的，用来创造经验的转换。故事是他体验式取向里经常使用的工具。

就像细胞会创造器官，器官会强化一个人的生命一样，概念和故事串联在一起，经过一段时间的磨炼就会创造出身份认同。我们都有多重身份，大部分身份具有功能性。我们可能是丈夫、老师、父亲、朋友，等等。有些身份认同，比如一个失败者的身份，是不好的。状态和身份的转换通常是不露痕迹的，但还是可以被认出来。更进一步地说，我们可以使转换状态和身份的信号更加明显。聚焦在不同元素上，可以帮助我们获得不同状态。

为了更好地理解元素这个概念，我们以情绪来做比喻。以"生气"做个例子。当人们生气时会有哪些征兆？或许会龇牙咧嘴、握紧拳头、肚子肌肉用力、提高说话音量、发展出一种锁定视线，双眼直瞪让自己愤怒的对象。有趣的是，就算你在心情平静的状态下，如果你让自己刻意发展这些生理行为，就会唤起生气愤怒的感觉。

现在回到状态这件事。你如何知道自己充满斗志？保持在当下？热心助人？好奇的？有良心的？成功的？有趣的？那个转换是什么？相似地，个人可以检视自己在一天当中出现的无数身份，找到其中的核心元素。治疗师培训系统的目的是，唤醒沟通者的理想状态。

我们知道，治疗师的生生不息状态会诱发个案的有效状态和反应。有可能治疗师和个案双方的头脑都无法理解，到底是什么造成有效状态。但是对于沟通者而言，知道那个特定的诱发信息会对沟通特别有帮助。

做完治疗师培训练习之后，学员彼此间的讨论应该聚焦于发展沟通者的理想状态。每一个练习都是用来诱发一种特定状态、取向、身份认同、姿态的。为了让讨论更流畅，我们会用一些元素类别来描述理想状态。我不会照特定顺序排列它们。表1-1会提供一个依据，协助学员更好地进行练习后的讨论。

我们要知道，表1-1中的许多元素通过创造独一无二的体验来诱发最佳概念体验和状态。这些元素建构了治疗师的调色盘。治疗师可以运用任何一种元素，甚至运用全部元素，创造独特的体验，诱发个案最佳的概念体验和状态。艾瑞克森医师使用"调色盘上的所有颜料"来强化巩固改变。

比如，我们可以策略性地运用声调和动作的独特性，在讲故事时绘声绘色，让故事变得更活灵活现，产生画龙点睛的效果，因为这样会使听的人有强烈的震撼感，唤醒其内在深处的资源。

表 1-1　状态清单

状态元素
行为
情感
想法、念头
态度
感官（视觉和听觉经验）
感受（触感经验）
额外感觉：嗅觉，身体感觉，味觉，运动知觉
想象画面 / 幻想
回忆
关系模式，比如开放程度、身体距离
与环境的关系
能量等级
动作和表情
姿势
词汇
语言特质：诗意，声音方向，声音语调，说话速度
注意力和专注力

这个清单并不是包含一切状态。其他的分类也可使用，比如模拟、质量（强度和时间长短）和明显的缺乏。明显的缺乏包括，不使用形容词，没有声音语调的变化，或是缺乏表情动作。在练习结束后的讨论中，我们不需要清楚知道到底是练习哪个元素。但是把这些类别牢记在心，可以帮助学员更好地找到状态的转换。

要解释这个部分，我们需回过头来讨论动机的状态，对每个分类提供一个假设性句子。这个核心提问是，"你怎么知道你充满斗志？"

以下句子可以归回到状态清单里面的分类。"我知道我充满斗志，因为……"

- 行为：我的身体向前倾。

- 情感：我感觉快乐。

- 想法：我可以轻松达成目标。

- 态度：我喜欢自己在那种状态里的感觉。

- 感官：我注意到视觉画面的细节。我完全没发现外在的噪音。

- 感受：我可以感觉双脚坚定地踩在地板上。

- 额外感觉：我浑然不觉在空间里所处的位置。

- 想象画面：在我脑海里有个三度空间模式出现。

- 回忆：我回想起小时候打棒球，真心想帮球队赢球。

- 关系模式：我对自己关心的人，距离更靠近些。

- 与环境的关系：我对外在环境发生什么浑然不知，只聚焦于眼前说话的这个人。

- 能量等级：我充满能量。

- 动作和表情：我的双手打开，我在微笑。我的动作是准备好前进。

- 姿势：我站得更加挺拔直立，更加抬头挺胸。

- 词汇：我使用更多积极正向的形容词。

- 语言特质：我说话声音更优美流畅。

- 注意力和专注力：我全然聚焦。

我们无法全然描述一种状态。但一旦接收者可以清晰地找出一两种巅峰状态的特质，他就可以创造一种参考经验或一个心锚，随时随地进入理想高效能状态。

比如，我看过一场单人戏剧《吾亦吾妻》（*I Am My Own Wife*），在这出戏剧里，男主角切换了30种不同的身份——男人、女人、年轻人、老年人等。在进入每个角色之前，总是有一个细微、可觉察、独特的行为切换。这个行为切换就如同一个心锚，可以强化角色的转变。

对于世界顶尖运动员而言，随时随地进入高效能状态是很重要的。在我的职业生涯里，我与许多不同类型的世界顶尖职业运动员一起工作过。我会询问他们的巅峰状态。一个高尔夫球选手的巅峰状态不同于美式足球选手的巅峰状态，而且会随着情境有所不同。我帮助职业运动员为他们的巅峰状态建立一个心锚。

同样地，治疗师也可以拥有一种巅峰状态。治疗师培训系统可以帮助治疗师发展并随时达到他们的巅峰状态，以及获取巅峰状态发生之前相对应的概念。最终，巅峰状态会成为一种身份认同。

我们在下一章节会讨论练习的形式架构。

治疗师培训手册的架构

艾瑞克森医师并不是用系统性的方式来教导他的学生，但是治疗师培训手册是一种系统化教学。

暖身练习的背后隐含的概念是：想象一个心理治疗大师，将其状态分解成一系列小元素，以这些小元素为基础设计暖身练习，来帮助学生对这些组合元素有种深刻体验。我用这样的方式来创造心理治疗培训练习：我在心中想象艾瑞克森医师，把他的状态分解成一系列小元素，并设计练习帮助学生体悟到这些次要状态。在这两个架构里，都包括了模仿大师模式。

治疗师培训系统的顺序排列是无穷无尽的。治疗取向是一个比喻，用来帮助你成为卓越治疗师，成为一个更好的人。找到一个大师——家长、老师、企业家、艺术家、顶尖运动员，然后运用模仿过程，创造体验式练习，获得并"尝试"次要状态。

有个根本指导原则：创造许多线索，但是不连接这些线索。我们要让学生或个案自行去串联所有线索。治疗师可能总是会有股冲动，想要为学生或个案连接这些线索。表面上看起来这样好像不错，但如果你的目标是转换体验，最好是让学生或个案自己串联这些线索，这样就会创造一种生生不息的体验。体验式练习就是这些线索组成的，可以唤起独特的经验感受。

允许接收者自行串联这些线索，是所有艺术的最高等级。记住，艺术是一种概念，并不是具体的。然而，解释性写作通常聚焦于连接这些线索。

在接下来的章节中，我可能更多的是教条式和描述性的写作，这跟我做治疗时的情境不一样。这是写作会有的限制。我希望读者反复做书中的练习而跨越这个障碍，得到一种体验感受，以及经验的转换。

20 世纪 90 年代初期，我开始开发治疗师培训系统，这是我参与即兴戏剧课程之前的事。我创造出来的第一个练习跟顺势而为的状态有关（请参阅"治疗师培训练习"的第 36 个练习）。这是艾瑞克森学派的核心思想。

本书中有许多练习，可以帮助大家实际体验一种顺势而为的状态（关于更多顺势而为的信息，请参阅我的著作 Confluence，2006）。

经过许多年之后，我致力于开发出更多的练习，来帮助治疗师提升他们的治疗实力，我也把这些东西汇整到了我的培训课程里。20 世纪 90 年代中期，我已经创造出几乎所有你能想到的治疗师培训练习。接着，在我的培训工作坊中，有成千上万的学员实际学习并运用过这些练习。

很多练习我们都在不断地改良。这些年来，我把这些练习改良到最简单易懂的方式并呈现出来。就算如此，还是有进步的空间。在我的培训项目里，我最经常使用的练习，在书中有最深入讨论的章节介绍。而那些还有进步空间的练习，在书中可能就没有讨论的部分。我希望读者可以发挥创造力，把那些尚未完整呈现的练习变成容易上手、简单实用的练习。

书中有些原始版本练习，因为我想要治疗师培训系统可以在学术研究和理论发展上派上用场。我提倡，一个治疗师培训学派中，治疗师的专业成长可以通过经验、体验达成，治疗师的自身状态可以是治疗的起始点。

这个启发性的指导原则很简单：**当你的目标是沟通并带出情绪感受，当你想要诱发一种概念的亲身体验，当你的目标是改变一种状态，或调整一个身份认同，那么，创造一个独特的体验时刻，就能够强化目标并创造一种参考经验。**

在以下的练习里，有许多种不同项目分类。下面这些是主要的项目分类。

- 治疗师的状态，会带领学员进入理想目标概念，或是理想状态。
- 形式，指出一个练习适合的人数是多少。
- 角色，由学员们自行决定谁扮演什么角色。
- 方法，是指我推荐的练习进行方式。
- 许多练习有变化题，所以练习可以依据不同目的而任意使用。有些适合心理治疗或督导培训使用。

- 目的，是总结某些期望得到的体验效果。

这些练习应该要有系统地慢慢去做。许多练习应该要像慢动作般进行，目的是诱发经验式感受。培训的目的是发现一个指标，辨认出理想状态，在某种程度上可以任意切换运用，就像本能反应一般自然。

这些练习应该反复进行，直到一种理想状态的"直觉反应"被感受到，直到一种经验转换发生。对大多数人而言，都需要勤加练习；没有哪个练习只做一次就足够了。

有些练习的游戏规则及安排，需要通过团体领导解释一番。有些练习必须等到练习结束才能给出讲义，因为太早给出讲义会影响、降低练习效果。我们要记住，有些练习可能超出了学员的舒适圈范围，我们不应该强迫任何人担任练习里的角色。

为了进一步探讨我的正向意图，有些练习的后面附有讨论的段落。我在培训工作坊中通常不会解释太多，在工作坊中我主要聚焦于唤起学员的体验感受，而不是注重知识上的理解。

下一章节会讨论暖身练习。

第二部

CHAPTER TWO

暖身练习

体验是将自己置身在环境里，全身、全心、全意参与其中。这意味着全方位参与：头脑、身体与直觉。

——斐欧拉·史堡林

十大暖身练习

暖身练习1
（建议：练习完成之后再给学员发讲义）

-

治疗师要发展的状态： 进入这样的资源状态——缺陷与俏皮，参与治疗师培训练习。

形式： 两人一组。

角色： 一人担任投手，另一人担任捕手。第二轮角色互换。

练习方法： 投手和捕手各自找到一个缺陷技巧，分别进入一种缺陷（缺乏资源）状态里。捕手闭上眼睛。投手讲一个5分钟的放松催眠引导。投手如果不用催眠技巧，也可以提供一个渐进式放松引导，或是图像画面引导。

投手和捕手都进入他们的缺陷状态，也进入他们各自的角色里。比如，投手扮演消极的状态，或是健忘的状态。捕手焦躁不安、有攻击性、没耐心倾听，等等。每个人都只选择一种缺陷状态。他们不用告诉对方自己选择的缺陷状态是什么。他们选择的缺陷状态必须是具体的，而且在练习的过程中从头到尾一致。同时，两个人都应该越来越进入缺陷状态，也就是说，在练习的过程当中逐渐增加自己的缺陷状态，直到产生强烈的戏剧张力。

投手在技巧上要表现得很有自信，提供催眠引导或渐进式放松时，要用自己最擅长的方法。而缺陷状态主要是在语言和身体动作上呈现。

在练习完成之后，两人带着不自信的状态，去猜测对方所呈现的缺陷状态。讨论要聚焦于各自缺陷状态的核心元素和特点。这时可以运用现象清单。他们可以提供反馈，帮助对方分辨出一个核心元素，比如，"当你在不自信状态时最明显的是讲话速度很快。"

投手跟捕手不交换角色，直到团队领导进一步指示。练习做完了，角色再互换。

在第二回合，投手跟捕手选一种他们父母亲的缺陷状态，在练习的过程中逐渐夸张地表演出来。然后，在练习结束之后的讨论中，关于对方的状态做一个没自信的猜测，分辨出一个核心元素。

总之，学员们必须选择一个缺陷；尽可能具体地表演出那个缺陷；慢慢地发展它，最终很夸张地演出来；关于伙伴的缺陷做个没自信的猜测；在练习结束后解构他们自己的状态，并找到一个核心元素。

变化题： 主要来看看以下情况。

1.第一回合，投手和捕手找到他们母亲最常见的缺陷状态，用同样方式戏剧化夸张演出那种负面状态。接着，第二回合，找到他们父亲的主要缺陷状态，重复这个练习。

2.投手和捕手角色扮演治疗师和个案，在各自角色里演出缺陷状态，或许可以进入他们父母亲的负面状态里。

3.在角色扮演中，运用无效能的眼动脱敏与再加工疗法（EMDR），认知行为疗法（CBT），格式塔疗法（Gestalt therapy，又称完形治疗），教练技术，心理测验，等等。

4. 在角色扮演里，扮演一个无能的父亲或母亲，一个糟糕的公司主管，一个糟糕的运动员，一次无效能的督导，一段糟糕的婚姻关系，等等。

5. 运用在治疗和督导里。

目的： 学习如何分辨、获得，并改变状态。在学习的同时享受乐趣。让"缺陷状态"去敏感化。体会到缺陷状态其实是一种代代相传下来的"家庭共享感受"。刻意地练习缺陷状态，可以帮助你卸下总是想要立即成功的重担。

态度： 参与这个练习最好的态度是俏皮、合作、不带批判。

暖身练习是用来分辨并获取资源状态的。这些练习会帮助个人去发现自己的强项和弱点。这不是竞赛活动，不需要分输赢。

提醒，我们不应该强迫任何学员参与练习。学员有自由选择的权利。

讨论： 在最近的一个工作坊培训里，我用渐进式放松技巧示范了暖身练习 1。我尽可能让自己的说话语气听起来充满自信。在示范过程中我改变自己的状态，对我的状态、我的手势、我的动作变得更加自恋，最终完全忽略个案，只专注在自己的放松过程里。个案采取一种傻瓜状态，一直问不相关的问题。

在练习结束时，我们猜测对方的缺陷状态是什么。他猜我是消极状态。我猜他是过度聪明（各自投射自身的缺陷在另一个人身上）。

以下是为何要从暖身练习 1 开始的几个原因：

1. 我们的定调是享受练习过程中的乐趣，这种氛围在接下来的所有练习里应该持续。

2. 这指出了治疗师培训练习的重点所在，我们看重体验感受，以及调整状态。有些人善于改变状态，有些人则很难做到。如果你不擅长改变状态，可以运用这些练习，勤加锻炼，最终达到一个目标，你可以灵活弹性地改变状态。

3. 这给治疗师提供了一个检视自己的不足的机会，这些缺陷可能影响他们身为治疗师的能力。这个练习提供了一个安全、正向的环境，可以帮助他们成长、发展。

4. 这个练习用来去除"能力导向"的误解，因此在之后的练习里，我们不用再执着于自己是否有能力这件事。

5. 治疗师必须学会与自己的"无能为力"相处。提供心理治疗，还要了解个案所在的现实世界，这是一项惊人的任务。总是追求自己无所不能，对于许多厉害的治疗师来说是一种职业危险。因此，治疗师注定有相当多的时间是无能的，无法帮助个案的。

职业运动员要明白，不可避免会受伤，也会出现无能为力的时候。以棒球为例。上垒概率指选手踏上垒包的概率有几成，除了失误之外。大概30%的时间，一般的职业棒球运动员可以站上垒包。这意味着70%的时间，这些棒球运动员都是无能的。

泰德·威廉斯（Ted Williams）上垒概率的最高纪录是0.482。尽管他被认为是史上最厉害的棒球选手之一，但他的纪录显示，他有超过一半的时间是无能的。

迈克尔·乔丹（Michael Jordan），公认的全世界最伟大的篮球运动员之一，有超过50%的时间球没投进篮筐。

可见，就算是特别优秀的职业运动员，他们也有很大半时间是失败的、无能的。

6. 我们会赞扬无能，还有个重要原因。我们困在一个持续运动的星球上，地球公转速度大约每秒30千米。我们的感官告诉我们，我们是静止不动的。地球围绕着运行的太阳，是一个边缘银河的一颗边缘恒星。大概有 1011 个已知银河，而每个银河大概有 1011 颗已知恒星。如果每颗恒星有 10 颗行星围绕运行，那么在这个宇宙里的行星数量大概接近阿伏伽德罗常数那么多（Avogadro's number=6.02×10^{23}）。

进一步说，整个宇宙在亿万年的减速之后，现在正以令人难以理解的方式加速。更进一步说，宇宙的诞生至今是一个谜，但是所有的银河、恒星和行星最终都会灭绝。任何人如果知道这些现实的存在条件，还要继续吹捧一种膨胀的自信能力，那真是活在一个拒绝相信事实的幻象里了。**我们公开地承认自己的无能，这会让我们谦卑。**

7. 练习的第一回合与投射有关。学员为何会选择某种特定形式的缺陷，我们可以分析并了解其中原因。

8. 在第二回合，我们让学员表演他们父母亲的缺陷状态。通常，在第一回合选择的自我缺陷状态，与第二回合的父母亲缺陷状态是相似的，或是互补的。我们不会独立发明自己的缺陷状态；这经常是一种家族遗传，代代相传下来。

9. 个案来寻求心理治疗，因为他们困在一种痛苦的、缺陷的状态里。治疗师可以把这个缺陷解释成上一代遗留下来的剩余物，或许这样的说法会带来改变。但是，最佳的方法是通过体验式方法来刺激深刻的顿悟感受。

当我告诉学员们要成为体验式的治疗师时，他们通常感到非常困惑，不知道具体该怎样做。我们也许可以将暖身练习 1 放在真实的治疗情境里。

试着想象以下步骤：我们告诉个案选择一种缺陷状态，然后通过做一道菜来展示他的缺陷状态。接着，我们指示个案带着缺陷状态去做另一道菜，只不过这一次选择他父母亲的缺陷状态。然后，我们邀请个案反思一下自己的缺陷状态，以及父母亲的缺陷状态，看看两者有何不同。

这个体验式练习可能让个案顿悟，了解他自己的缺陷状态是从何而来的。这样的体验式洞察，远比治疗师的解释来得深刻有效。

10. 这个暖身练习可以调整并运用在家庭治疗中。

我们假想一下，这是一个超级有自信的家庭。父亲走进房间，西装笔挺，光鲜亮丽，用一种标准的传统男性坐姿腰杆挺直地坐着。母亲穿着品位高雅，双腿优雅交叠地坐着。小女孩穿着白色连衣裙，长发整齐地梳于背后。然后青少年儿子进来了，头发杂乱无章，身上有刺青，戴着鼻环。儿子穿着不合身的奇怪图案圆领短袖衫，破洞牛仔裤几乎要从屁股上掉下来。他发明了一种前所未见的古怪坐姿。

尽管治疗师可以很轻松地评论这些价值观的冲突，但我很怀疑这样的治疗方式能否产生改变。这时候我们或许可以运用暖身练习1。

我们可以给这个家庭一项无能的家庭作业，他们要带着缺陷计划一次家庭出游，每个人都要参加。我们指派这个儿子做主计划一切。这样的安排会导致这个家庭对他们的困境和家庭结构做出调整。而这会激发改变，因为这是家庭内部的刺激，而不是外在的安排管理。

11. 学习任何新方法通常都会有个不停尝试错误的过程。学习一个新的治疗技巧，不论是催眠、认知行为治疗，还是眼动脱敏与再加工疗法，我们都可以安排学员带着缺陷状态去角色扮演。这个方法可能有效，特别是对那些总是想要展现能力的学员来说是有效的，因为急于证明自己的能力正是学习路途上的阻碍。

暖身练习 2

-

治疗师要发展的状态：一种同频共振状态——情感表达，情绪范围，运用肢体动作来表达。

形式： 6～8 人一组。

角色： 每个人轮流当投手和捕手。

练习方法： 第一个投手对他右手边的人说一句"外星语"，其中要夹杂三四个令人费解的词语。右手边的人成为捕手。捕手重复听到的"外星语"中的最后一个词，还要加上自己的一种情绪，比如吃惊、喜悦、哀伤，等等，再传回给第一个投手。

捕手接着成为新的投手，对其右手边的人说一句"外星语"，同样带着一种隐藏情绪，不用跟之前那句话一样。然后右手边的人成为新的捕手，将这句"外星语"或最后一个词告诉新投手，加上一种隐蔽的情绪。接着再跟自己右手边的人说另一句"外星语"。练习持续传递到下一个人，确保每个人都轮到几遍。

以下是一个例子：

1 号对 2 号说：依他、一步、布兰卡。

2 号对 1 号回应说：布兰卡！

2 号对 3 号说：望他、私立普、努灯。

3 号对 2 号回应说：努灯？

3 号对 4 号说：派咖、力豆谱、蓝透。

4 号对 3 号回应说：蓝透？！

4 号对 5 号说：雷诺、米尔顿、泼辣。

……

变化题： 主要来看看以下情况。

1.捕手一字不漏地重复投手所说的"外星语"，同时模仿投手的表情、动作、语调、说话速度。

2."外星语"是用来诱发一种特定情绪的。捕手在投手的"外星语"里找到一个可以代表投手的情绪的"外星词"。接着捕手成为新的投手。

另一种做法是，捕手可以夸张投手话语里的情绪，说给投手听，比如"格拉特"，可以说成"格格拉拉特"。捕手接着把新的"外星语"传递给下一个人，加上另一种还没有使用过的情绪。

3.对下一个捕手所说的话是暗示放松、热情，等等。团队领导给予目标指示（比如放松、热情、好奇），学员们根据指示去修改他们的"外星语"。

4.用"外星语"说"抑郁""焦虑"等。

5.团体中的每个成员轮流说"抑郁""焦虑"的"外星语"，体验一下多变性，之后可以分享、讨论。

6."电话"模式：1号投手说一句"外星语"，以及做相对应的动作，捕手一模一样地模仿他。捕手成为新投手，重复这句"外星语"和动作，传递给下一个人。团队持续做这样的模仿和传递，直到这个信息又回到1号投手。

要确保传递精准的语句，精准的音调，以及精准的动作，你从你的投手那里接收到了什么，就传递下去什么。不要试着修正你的投手传给你的信息，不用试图跟1号投手一模一样。这样传递一圈或两圈。我们也可以用慢动作的方式做这个"电话"模式。

目的： 发展情绪的宽广范围。

态度： 最佳态度是俏皮、好玩、有趣、合作、不带批判。

这个练习是从凯斯·乔斯通（Keith Johnstone）的书 IMPRO: Improvisation and the Theatre 中衍生出来的。

讨论： 使用"外星语"虽然看起来很奇怪，但是我们有很好的理由要使用它。"外星语"练习在培训演员时有重要作用。比如，如果演员太过专注于背熟台词，他们很可能会错失一些很细微的情绪表达。因此，导演可能会在排练的时候让演员练习用"外星语"说话，作为一种锻炼精微情绪表达的方式。通过这样的练习，演员可以聚焦于沟通的非语言层面，对话的情感，以及演对手戏时其他演员给的反应。

歌手也可以用类似的方式练习。他们一开始可能运用音节去学习音乐，而在最终可以转换那个节奏和音调，歌唱出想要表达的情绪感觉。

格式塔疗法的开山鼻祖弗雷德里克·皮尔斯，在他的团体治疗的培训里运用了"外星语"。我听过一段皮尔斯在他晚年带领团体治疗时的音频，他邀请学员们讲"外星语"。因为这个出乎意料的练习，学员们的焦虑都浮上台面，通过音频我可以感受到学员们内心的极度焦虑冲突。顺势而为地运用这些浮上台面的焦虑，皮尔斯把焦虑变成了团体治疗的重点。

我记得有一次艾瑞克森医师对我说过"外星语"。

在我初次拜访他之后，我很快就受邀参加他小女儿的婚礼，接到这个出乎意料的邀请，不禁受宠若惊，婚礼在他家举行。初次见面之后，我其实没有预期会再次有机会拜访他。直到多年以后，我才了解到艾瑞克森医师喜欢当"别人的父母亲"，他的个案和学生都会短暂地成为艾瑞克森医师的"家庭成员"，最终"毕业"并且离开"艾瑞克森的疗愈之家"。

在他女儿的婚礼上，我找到机会在厨房堵住艾瑞克森医师，并且很笨拙地问了他一个专业问题。没错，当时我既年轻又天真无知。他很温和地微笑，然后用了一个"外星语"回答我。当发现我一脸狐疑困惑时，他很顽皮地又说了更多的"外星语"。我整个人傻了，呆在原地，脸上写满了问号。他再一次微笑了，甚至讲了更多的"外星语"。

最终，艾瑞克森医师的太太进来阻止他，她说："哎哟，米尔顿，你就行行好，别再捉弄他了。"突然间我顿悟了，婚礼的庆祝典礼是为了让大家享受美好时光，而不是上课。就像艾瑞克森医师的一贯作风一样，他在这个时刻带给你一种深刻的体验。我完全没有感觉到他在责备我。如果他直接跟我说"这是一个婚礼，而不是督导的时间"，那我可能会感觉很尴尬。

在一个暖身练习里带领大家运用"外星语"，还有其他的价值，因为接下来的某些治疗师培训练习会用到"外星语"，"外星语"也可以应用在心理治疗和督导上。一般而言，用"外星语"来训练沟通能力很有作用，因为这会提升你的自信心和灵活弹性能力。"外星语"还可以用在许多专业和非专业的情境里。

对于多动症的小孩，我们可以用"外星语"做团体治疗练习。治疗师制作一些有颜色的卡片，每张卡片上面写一种情绪，比如生气或失望。给其中一个小孩两张卡片，这个小孩是这一回合的小组长。不要事先告诉其他小孩是哪两种情绪，这个小孩用"外星语"分别把这两种情绪表达出来。其他小孩猜测这两种情绪。

在这个游戏里，孩子们学习情绪的表达，以及如何读懂别人的情绪，这些能力通常是多动症的小孩缺乏的。我们也可以设计类似的练习给有情绪表达问题和理解情绪障碍的成人。

我曾经在伴侣治疗里用过"外星语"。有的夫妻会习惯性地剧烈争吵。当他们在治疗室里准备开始争吵时，我会邀请他们用"外星语"来争吵。这可能会带来一些好结果。夫妻俩可能体验到他们的恶毒语气和行为："我以前都没有发现，当我这样指责你的时候，我的态度有多么糟糕。"或者，夫妻俩同时笑了出来，发现他们的争吵多么荒谬可笑。

这个练习也有一个像"计算机病毒"般的作用。当夫妻俩记起在家里这样做过时，这可能会打破他们的习惯性的争吵模式。

还有另一个重要作用：运用"外星语"有一种象征性隐喻含义。我们会发现，吵架的内容经常是垃圾、胡言乱语，因此用"外星语"来吵架，或许可以发现藏在垃圾内容里的情绪，原来吵架都是用垃圾话语。

我在家庭治疗里也用过"外星语"，以刺激大家的顽皮心。我可能会请一个家庭成员彼此漠不关心的家庭，在晚餐时用"外星语"交谈。形同陌路的夫妻也可以用类似的练习。

"外星语"也可以用在个人心理咨询里。我记得艾瑞克森医师的一个案例。艾瑞克森医师认真钻研一个精神分裂病人的"外星语"模式，运用这个来建立紧密关系。这个量身定制的"外星语"对谈让病人感觉受到尊重。最终，这样的治疗方法让病人逐渐可以用正常理智的方式交谈。

对于学员而言，"外星语"对情感表达很有帮助。与其将一个精神诊断疾病的标准细节背得滚瓜烂熟，学员们不如用"外星语"来角色扮演一个问题，比如抑郁或焦虑。在随后的讨论环节中，学员们会更容易体验到诊断的标准细节以及诊断要素。学员亲身体验的效果比靠背熟来得更容易些。

学员如果正在学习放松技巧，可以对一个角色扮演的个案运用"外星语"，从而进一步体验、感受到这个非语言、平行沟通的技巧如何有效。同样的方法可以用来学习系统化的脱敏，或是催眠。

再次强调，在这个体验式练习里有个关键原则：**一种深刻的亲身体验，胜过一种深刻的头脑理解**。体验式方法使人深刻地活在当下，可以强化巩固理想目标的实现。

暖身练习3

-

治疗师要发展的状态：带着同理心同频共振，以及学习体验性评估的资源状态。

形式：5～8人一组。

角色： 一个人当投手，其他人是捕手。

练习方法： 投手用四五句话来表达一种个人情绪或一个私人秘密，但是只动嘴巴不发出声音，身体动作正常，姿势正常，表情正常。投手不要像演哑剧那样动作夸张。他嘴巴在动，就像正常说话一般，但是不发出声音。这个秘密可以是负面的，比如某件非常羞愧的事，也可以是正面的，比如一种深刻的亲密感觉。这个秘密必须要带有强烈的情绪反应。

捕手们要很专注，允许他们的身体带着同理心与投手的情绪同频共振。捕手们要持续移动身体，用自身的直觉反应来回应投手肢体表达的情绪。捕手们要克制自己用脑，不要过度用头脑来分析投手是什么样的情绪。捕手们的身体可以完美地呈现投手的感觉。这个情绪的同理心评估，是通过捕手们相对应的身体姿势呈现出来的。

捕手们不需要直视投手的表情动作。他们可以运用间接眼神接触或是眼角余光，用较温柔的眼神，看着投手的膝盖或地板。当投手讲完他的秘密，捕手们就立刻"冻结"，变成雕像。捕手们要保持他们的特色雕像姿势，此时投手可以好好检视每个捕手的同理心同频共振雕像。团队成员也可以彼此观看，参考一下别人是如何同频共振的，所以捕手们的姿势要撑久一点。

捕手们不可以讨论秘密背后的情绪是什么。

然后，大家一起伸展身体活动一下——伸展一下，把之前的感觉抖掉，或是在教室里走动走动，等等。换一个人当投手，讲个秘密，捕手们跟着投手的情绪同频共振。

变化题： 主要来看看以下情况。

1. 讲一个情绪故事，而不是秘密。

2. 两人一组做练习。

3. 用"外星语"说秘密，而不是只动嘴唇不出声。

4. 用一个音节的方式说秘密，比如"叭""噜""哩"。

5. 捕手可以猜测情绪，只能用一个词。

6. 捕手可以稍微模仿一下投手的动作，用来分辨投手内心深处的情绪是什么。为了避免投手感到不自在，可以用下面三种方式：

A. 在练习开始之前，团队带领者教导模仿动作的技巧。

B. 在模仿过程中比投手慢一秒钟反应，延迟模仿。

C. 运用大概的动作来模糊模仿动作（如果投手做一个打开双手的动作，捕手们可以稍微打开他们的双手）。

7. 在整个练习做完之后，每个人分享一下自己的同理心同频状态。"我知道我达到同理心同频共振，因为我_____。""我知道我自己有同频，当我_____。"可以运用状态清单。

目的： 发展一种隐性的情绪共振／同理心同频状态。发展体验式的同理心。

态度： 保持游戏玩耍、合作、不批判的心情和态度。

讨论： 所有的心理治疗学派都要学习一个技巧——同理心同频共振。在教条式培训下，研究生都要学习口语技巧，以清楚地展示他们对个案的故事里潜藏的内心深处的情绪的完整理解。带有同理心的倾听技巧，是有效心理治疗的起始点，也可以增加彼此关系的深度。同理心也可以展示在治疗师本身的自然状态里，这会加深同理心的深刻体验效用，而不只是口头上的同理。

倾听只是侦测情绪的一种方法。有时候，如果治疗师的身体有某种程度的同理心同频共振，效果就会比治疗师的头脑认知理解好很多；它是深层情绪的有效侦测器。

在暖身练习3中，我们的重点放在捕手的体验上，而不是投手身上。想象一个类似的情境，在传导的环境里有两只调频音叉。如果我们敲击其中一只音叉，另一只音叉会同频共振。捕手的任务就是作为接收频率的音叉，允许他们的身体对投手的情绪能量做出反应。

在我成为一个优秀的治疗师过程中，我的身体对疗愈时刻有很多的同频共振体验。当我跟某些个案一起时，我发现自己很僵硬地坐着。这时我就觉察到，个案的敏感度是很高的，任何一点我的"不寻常"移动，都会破坏个案的整体感受。

这类个案可能有很多隐藏的关系要求——关于治疗师"应该"怎么做、怎么说、怎么摆姿势。通常情况是，个案的问题越严重，就越会放更多的关系要求在治疗师身上。

想象你自己是个生活教练或治疗师。在某些时刻，你可能身体往前倾，手臂向外延伸掌心朝上。在某些时刻，你发现自己身体退缩，双手紧紧交叠在胸前。在那些时刻发生了什么事，导致你身体有这样的反应？或许通过对自己身体的更多觉察，你可以把这部分顺势而为运用在达成目标上。通过检视自己的身体，你也可能对个案的内心情境有更深刻的体验与了解。

这个练习可以调整并运用到治疗情境里（个人咨询、团体治疗、家庭治疗），同理心的同频共振对许多人而言很有帮助，比如，一个自恋型个案，或是一个冷漠的青少年。还可以用在孩子的团体治疗中，作为一个游戏来教导同频共振。

有些时候，个案有难以启齿的秘密，很难开口对治疗师说。这时我们可以运用暖身练习 3 里只动嘴巴不发出声音的方法（个案还可以用"外星语"说这个秘密，或是只用一个音节来说话），如此一来就满足了个案犹豫不决的两个需求——既需要把秘密讲出来，也需要保守秘密。

这个练习还有一个实用性。口头表达同理心是有效能的，但这个技巧的效用还可以提升。一个动作（一个脸部表情、一个姿势）可以策略性地运用在沟通上，产生一种视觉效果，传递同理心的理解。一个体验式和概念化的动作，胜于口头的同理心表达，能产生更深刻的感受。

一个动作是一种存在状态，而不是一种口头反应。一个动作是"活灵活现的同理心"，或是体验式的同理心。任何心理治疗学派，加上体验式元素都会增强治疗效果。用视觉方式来呈现治疗方法会比用口头评论更令人印象深刻。

暖身练习4
-

治疗师要发展的状态：精通并熟练运用类比和象征性思维。

形式：团体（人数不限定），给每个人一支笔和一张纸。

练习方法：首先，每个人检视自己作为治疗师的核心状态。接着，团队带领者要求每个学员运用类比思维，来描述他们自己作为治疗师的角色。"作为治疗师，你是什么颜色？""作为治疗师，你觉得自己是什么动物？"以下是类比可以用的一些例子：

- 颜色。
- 动物。
- 音乐。
- 年代。
- 气候。
- 鞋子。
- 建筑物。
- 食物。
- 植物。
- 汽车。

学员们写下各自的描述，不用跟团队里其他人分享。

大家都写完，完成这个练习后，学员可以跟伙伴分享他们在创造类比的过程中感受到的核心现象元素，以及反思他们所处的状态是什么。

变化题：主要来看看以下情况。

1.建立一个象征性的基础线。

2.用来凝聚团队向心力（参见练习讨论）。

3.创造类比的解答，比如，疼痛的问题。

4.我们可以运用这个练习作为评估工具，个案可以描述：

A.病症——如果你的病症是一种颜色，那它是什么颜色？

B.个人强项——如果你的个人强项是一种颜色，那它是什么颜色？你跟爱人在一起最快乐时，你是什么颜色？你在员工面前呈现最棒的自己时，你是什么颜色？你如果存在打高尔夫球的巅峰状态，那时你是什么颜色？

C.最亲近的社交系统的特征——如果你的家庭是一种颜色，那它是什么颜色？如果你的工作团队是一种颜色，那它是什么颜色？

D.家庭或社交系统里的个别成员——如果你老公是一种颜色，那他是什么颜色？如果你老板是一种颜色，那他是什么颜色？

E.社交角色——作为一个老师、一个学生、一个父亲或母亲，等等，你是什么颜色？

目的：发展一种"隐喻式"的状态。

讨论：这个练习看似简单，其实一点都不简单。它具有深度，一开始并不明显，并且为有用的重组排列提供了机会。

为了建立一个象征性的基础，以及改变的参考值，我会在心理治疗培训工作坊的课程开始时带领大家做这个练习。我要求学员在开始时做完这个练习，然后把这个练习彻底忘掉。在工作坊课程结束时，我会再次要求学员做这个练习，然后跟第一次练习做比较。一个类比上的改变可以帮助我们看到学员的具体成长。这个练习也可以运用在心理治疗或商务训练上。

我们也可以修改暖身练习4，用来凝聚团队向心力。团队的每个成员可以在纸上写下——他们自己作为团队成员的样子如何。团队领导收集每个人所写的，然后用这个句子开头，"哪一个团队成员是_____？"把纸条上描述的内容读出来，让成员们猜猜谁最符合这个描述。

跟慢性疼痛的个案一起工作时，我用过这个练习的变化式。我让个案用主观疼痛指数量表（Subjective Units of Distress Scale，SUDS）来告诉我他的疼痛指数是多少，这个量表评分是从0分到10分，0分表示完全不痛，10分表示十分疼痛。

个案可以报告两个数值，一个数值是疼痛本身，另一个数值是疼痛所带来的压力和困扰指数。（我有时候会反过来问他们放松的指数是多少。）

接着，我会邀请个案以类比的方式来描述他们的疼痛，比如用以下的类别来描述：颜色、植物、工具、盛水的容器。我会重复这个清单三次，期待个案每次说的都不一样。第一次个案可能会做这样的描述：红色、巨型仙人掌、大铁锤、橡木桶。而第三次类比描述可能有变化：橙色、带刺的玫瑰花丛、半球形的铁锤、大水壶。大部分个案在三次描述的过程中都会有些变化，或许是因为我对他们的期望，或许是因为运用了类比，或许是因为这个练习改变了他们的焦点注意力。

然后，我会问个案，当他们进入催眠状态，想象一下，一个装着橙色液体的大水壶，个案用半球形的铁锤在大水壶边上敲出一个小洞，让橙色的液体慢慢流出，然后我们把一束玫瑰花放进大水壶里。

接着，我们运用主观疼痛指数量表来了解个案当下的疼痛指数以及困扰指数（或是放松指数）。隐喻式的治疗方法有时会出人意料地有效。

作为一个评估工具，这个练习有数不尽的变化和套用模式，用来帮助我们建立和改变未来的治疗计划。最终，治疗计划是通过评估展开的。我们可以在刚开始的治疗会谈里运用这个练习，并邀请个案运用类比的方式来描述问题或个人强项。有这样的清单在手，可以帮助我们创造隐喻式治疗。

在夫妻伴侣治疗里，夫妻两人可以运用类比来描述自己及另一半。这样做的治疗目的是增强夫妻双方的连接。练习的指导语可以做些调整：当你感觉自己是最佳老公／老婆时，你会是什么颜色／动物／对象？当你们是最佳夫妻时，你们会是什么颜色？

这样的类比可以用在夫妻每日的生活谈话里。这样用一种好玩有趣的方式就可以在家里诱发目标状态："如果你现在更'绿色'一点，我会很感激很开心。"

在我教导治疗师督导的工作坊里，我会随情境调整这个练习。"作为一个最佳老师，你的颜色（或是其他参考类别）是什么？""作为一个最佳学生，你的颜色（或是其他参考类别）是什么？"

运用这个练习来发展治疗师的状态，我有一个关键理由。我之前提到过，隐喻可以用来强化情感冲击，激发潜力。为了开发一种隐喻的状态，治疗师可以用类比作为开头。随着作为一个治疗师以及老师的能力日趋成熟，我运用类比和隐喻的功力越来越强大，我发现个案和学生们对此心存感激，因为隐喻状态造就了他们顿悟的体验和经验。

暖身练习5

-

治疗师要发展的状态：体验式的。

形式：5～6人一组围成一圈。

角色：每个人轮流当投手。

练习方法： 每个人丢一只鞋子到场地中间，然后捡一只别人的鞋子回来，试着穿上鞋子。每个人尽全力穿上别人的这只鞋子。每个人轮流讲一下自己如何试着把这只鞋子穿上，以及为什么要这样做，就算这鞋子很明显不合脚。这个描述句应该有 5 ～ 10 句，开头这样说，"我想通过_____尽全力穿上这只鞋子。"或是，"我尽全力要穿上这只鞋子，因为_____。"

变化题： 两个人一组做这个练习。一个人角色扮演治疗师，另一人角色扮演个案。治疗师把自己的一只鞋子给个案，个案用以上方法试着穿治疗师的鞋。在讲完所有的原因和理由之后，治疗师试着劝阻个案不要继续徒劳了。个案则继续尝试穿上鞋子，同时也继续说明为什么要这样做。

或许治疗师可以用些体验式的方法来斩断个案无意义的行为。比如，治疗师可以无意义地重复拍打发出声音，直到个案体会到他的行为是徒劳的。或许治疗师可以把个案的理由用温柔的声音反馈给他。

目的： 帮助个案体验他们经常下意识在做的一种事情——让自己掉进徒劳的烦恼里。

讨论： 人们经常会用反复无意义的行为模式来困扰自己，让自己烦躁不安。初看，好像某些正向的结果正在发生，因为有很多的行为正在发生，但是更进一步深究，就会发现没有任何有益的改变出现。烦躁不安是一种消极行为，因为它解决不了任何问题；只会让问题恶性循环下去。

当治疗师试图去解决这样的问题时，可能会失败。简单、体验性的练习会对解决这样的问题有帮助。徒劳的行为通常是用来维持问题模式继续存在的。如果个案（或治疗师）公开地重述这个无效行为，加上一点点修正（比如，运用温柔的声音），通常改变就会自然发生。

曾经有一个个案，她对某个问题犹豫不决，然后我就开始拍打我的头。个案看着我，感到很困惑。我继续敲打我的头。我问她，"你知道为什么我一直要拍打我的头吗？"个案很好奇地问我为什么，我回答，"我一直这样做，一直拍打头，因为……当我停下来的时候感觉很爽。"个案笑了……她停止了她的犹豫不决。

一个体验式的治疗方法，通常比直接质问的方式更有效。

暖身练习6
-

治疗师要发展的状态：带着好玩的心情学习模仿技巧，提升创造力。

形式：6～8人围成一个圆圈。

角色：每个人轮流担任投手和捕手的角色。

练习方法：第一个投手摆出一个手臂姿势，呈现一种情绪、概念或状态，保持这个动作几秒钟。这个动作可以是静止的，也可以是动态的。然后，把这个动作"抛"给第二个人，第二个人保持这个动作几秒钟，好好感受一下。接着，第二个人再做出一个新的手势动作，抛给第三个人。接收的捕手必须要先维持投手的动作几秒钟，再做出新动作给下一个人。

这个练习要获得最大效益，就要按部就班地进行。这不是小孩在玩的"烫手山芋"游戏。这个练习的目的不是培养快速本能反应能力，而是体会不同的情绪和状态。手势越多变越好，不论是正的或负面的情绪和状态都可以。试着用慢动作做这个练习，会加深手势带出来的情绪力量并加深自我感受。

变化题：主要看看以下情况。

1. 玩"表情球"。用手势来表达，做一种脸部表情，呈现出一种情绪或状态，然后把这种表情"抛给"下一个人。接收的捕手持续这种表情几秒钟，然后创造一种新的表情，再"抛给"下一个人。持续这个过程。

2. 摆出身体姿势而不是用手势来呈现情绪，在小组里传接下去。

3.呈现一个动态的情绪动作,并在小组里传递下去,比如很感动地鼓掌,或是示意某人靠近一些。

4.在小组里传递一个情绪声音,比如啜泣、哀号,等等。

5.传递象征某个问题的动作、姿势。

6.传递象征某种资源的动作、姿势。

7.小组长说一种情绪或状态,投手摆出组长所说情绪的姿势,"抛给"下一个人,下一个人变成投手。然后小组长再讲一种情绪或状态。

8.在小组里抛出一个想象的能量球,传来传去。尽可能保持单调,不要有创造力。

目的: 延展一个人的情绪表达状态,体验隐而未见的创造力。

讨论: 这个练习可用在学员或个案身上,用来强化情绪表达及同理心的共振。我们通过身体动作、表情、声音或其他方式来呈现情绪,可以有效地训练我们表达更深刻的同理心连接。这个练习可以用在团体咨询或家庭治疗里,让大家更积极参与。

治疗师可以策略性地运用肢体动作、声音、表情来表达情绪,进而产生好的疗效。与其建议个案要成为一个更果决的人,治疗师不如摆出一个果决的动作,并说,"或许你可以这样行动……",借以传递一个果决的身体信息给对方。

创造力是人们互动的必然副产品。在第8个变化题中,我们限制学员用创造力来表达体验感受,而我们会发现,创造力是无法被限制的。

暖身练习7
-

治疗师要发展的状态: 运用类比和生动隐喻。

形式: 几个小组,每一组围成圆圈站着。

角色：每个人轮流扮演投手和捕手。

练习方法：开始时，一个学员找出自己身体里的一个特定的地方——一个压力最大的地方。第一个投手，指向身体某个地方，是他感觉最负面的状态所在，比如抑郁所在之处，焦虑不安、困惑、消极所在之处。他指出这个地方，但是不说明这种状态的名称。然后，他想象把这种负面状态从身体里拿出来，放在双手掌心里，描述它。

投手可以用类比的方式描述负面状态的形状、大小、颜色、强度，等等，用 5～10 个词即可。然后，投手把这种负面状态传递给下一个人，那个人是捕手。捕手把这种负面状态捧在手心里，花些时间好好感受一下、体验一下。接着很慎重地站起来，把这种负面状态放在房间的某个角落里。

捕手成为下一个投手，继续进行练习，直到所有学员都当过投手和捕手。

当所有学员都完成这个练习时，留些时间分享、讨论。讨论学员在这个练习当中所处的状态——描述他们的负面状态，接收这些信息，把它们放在房间的某个角落。

变化题：主要看看以下情况。

1. 投手不把负面状态拿出来放在手心里。投手摆出一个动作（雕像姿势）呈现负面状态，用类比的方式描述给团体成员听，用 5～10 个描述词语。投手花些时间好好探索一下负面状态的动作，然后把描述句讲出来。例如："我的雕像很沉重，失去平衡，蓝色的，黏糊糊的。"然后，右手边的人模仿投手的负面状态动作。这个人花些时间好好感受一下，并加上一些描述词语，表达当他做出这个动作时所感受到的特质。

2. 投手提供跟团体人数一样多的描述词来描述负面状态。接着，投手把描述词套用到团体学员身上，一人给一个描述词。如果投手第一个描述的负面状态是"沉重"，就可以告诉第一个成员，"你是沉重的"。那个成员就让自己进入一种沉重状态，符合那个描述词。我们要跟那个成员强调，负面描述词是投手的，跟他个人无关。

3. 两人一组做这个练习：投手找到自己父亲的一种负面状态，进行这个练习。比如，投手把负面状态放在手掌心里，或是做一个身体雕像动作，描述它的细节，然后传递给他的伙伴，也就是捕手。接着，投手表达第二种负面状态，是关于自己母亲的。然后两人角色互换。

4. 团体学员把选取出来的负面状态一个一个放在圆圈的中央，像举行庆典一样。当完成这个练习时，学员们可以对于这种"负面状态"共同建构一个想象的对象。或是用想象力建构一座高塔，或是一座花园，或是一座博物馆。

5. 学员们在移除那些描述词之前，增强负面状态的强度和力道，或是用戏剧化夸张的表演，或是用夸张的身体动作、夸张的话语等表现出来。

6. 捕手们一开始假装自己没有能力去移除负面状态。然后，更夸张地演出。或者提供一些理由，说明为什么他们没有办法移除负面状态。

目的： 体验隐喻的状态。象征性的动作会增强个人的体验感受。

讨论： 我们是许多特质的综合体，强项和弱点、资产和负债、正向和负向模式与状态。对于缺点和弱点，我们有建设性的积极看法。

一个问题在某种情境里可能是问题，在另一种情境里可能是资源。 一个当下存在的缺点，在过去可能是我们的强项。缺点中可能有些隐藏的美好特质我们可以运用。问题本身是带有能量的，我们可以创造性地运用这个能量。在创造改变之前，有时候我们要先承认并感激我们有不完美的地方。

某些时候，我们可以通过深入体验问题状态，来激发改变的产生。人类本质上都是喜欢用象征的，象征式的动作在人际关系互动里是非常重要的。把你感受到的问题夸张地表演出来（外化技巧），是一种激发改变的有效步骤。外化技巧（叙事学派心理治疗师常用的方法）需要通过体验来达成目的。看到自己的问题由另一个人诠释表演出来，通常对改善个人问题会有很大帮助。

这个练习的一个版本是，象征性地加强演出负面状态。一个固定模式的任何改变都可能导致一个正向结果。如果我们可以让一个问题更糟糕，那我们就有办法让一个问题变好些。在另一个版本中，我们把负面状态的许多小元素都外化出来，把这些描述词加到每个学员身上。把一个问题分解成许多可处理的小元素，这是一个非常有效的问题解决方法。

暖身练习 8

治疗师要发展的状态： 精通并熟练运用比喻性和象征性思维，发觉姿势状态的有效性，提升身体觉察能力，体验细微改变的系统性效果，建立正向积极状态。

形式： 团体，每个人轮流当投手。

练习方法： 第一个投手摆出一个身体姿势，用来呈现以下问题的答案，"作为一个治疗师，当你在最佳状态时，你是谁？"投手的动作或"雕像般的姿势"可以是静止的，也可以是动态的。投手想一个能描述这个姿势的精髓的字词或短语。这个字词或短语，代表这个雕像的头衔，投手要大声告诉团体成员。

投手要想象把这个头衔放在雕像的某个地方，并且描述这个头衔的特质："我的头衔放在我的头顶上。它是木头刻印的字母，漆成黑色。字母采用新罗马字体（Times New Roman），每个字母 5 英寸（约 13 厘米）高。"

接着，团体成员邀请投手对雕像稍稍做出改变，比如稍微提高一只脚，使大家的感受强烈。团体成员轻声细语讨论一番，再跟投手下达动作改变指示。团体成员要邀请投手做一个最细微的改变，而他们相信会产生最大化效果。也就是说，他们试着用一个很小的改变，来强化投手的最佳状态。

当投手照做时，投手会指出这个动作改变是否会对头衔产生重大影响。头衔的改变，我们把它看成状态改变的征兆。如果头衔没有改变，团体成员就再次轻声细语讨论一番，给出一个细微动作改变的建议。如果雕像产生一个改变，同时头衔也随之改变，投手就可以记住这个新的姿势动作，并把新头衔作为一个心锚，帮助自己进入理想状态。投手可以把新雕像的新头衔告诉大家，同时描述新头衔的特质："我的新头衔是 10 英寸（约 26 厘米）高的草书，是用金子做的，现在放在我的正前方。"

练习结束时，大家短暂地讨论一下获得的新状态和改变的过程。接着，下一个成员站到团体中间作为投手。

变化题： 在个人咨询、团体咨询、夫妻治疗、家庭治疗里运用，在教练和督导的场景里运用。

目的： 让学员处于一个既是系统化，又是隐喻式的状态里。

讨论： 在心理治疗里，我们会在夫妻治疗或家庭治疗里运用这个练习，然后分享（在治疗上存在的用途）。

在夫妻治疗刚开始的阶段，一种做法是两个人轮流创造一个雕像，呈现理想的亲密关系。另一种做法是，两个人分别呈现最理想的自己的雕像，也就是自己如何成为最佳伴侣。还要为这个雕像创造一个头衔。接着跟治疗师讨论，他们如何让这个雕像有最细微的进步。有时候，最细微的进步可以产生惊人效果。一个小改变可以彻底翻转整个系统。

接下来，在每次心理治疗的过程当中，一种做法是让个案摆出他们的理想雕像动作，同时也带出那个头衔。另一种做法是，治疗师策略性地摆出个案的理想雕像动作，让个案将那个画面牢记在心。

这个练习的变化形式是无穷无尽的，可以根据个人偏好和独特情境而做修改。

暖身练习 9
-

治疗师要发展的状态：认出并改变状态。

形式：两人一组，每个人有笔和纸。

角色：一个是投手，一个是捕手。

练习方法：投手给捕手 10 个真心的称赞。捕手沉默地拒绝这些称赞，并且对这些称赞的防卫心越来越重，越来越抗拒。捕手最终进入一种"很有敌意的状态"。捕手可以通过动作、情绪、行为、声音等方式来表达敌意，当然，最主要的还是肢体动作。

接着，投手访谈捕手，问，"具体来说，你如何知道自己充满敌意？"捕手的回答可以是行为的、情绪的、想法的、象征的、感知的、感觉的、态度的、动作的、姿势的、声音的、语言的、能量的、关系的，等等。也就是说，捕手可以从不同方面来回答。

比如，"什么样的具体行为让你知道自己充满敌意？你具体在想些什么？"投手可以写下一个清单，列出 5 ～ 10 个关于敌意状态的重要方面。捕手继续保持充满敌意的状态。

运用这个清单，投手询问捕手，如何移除这些状态："你知道自己充满敌意，因为你的双手交叠在你的胸前。现在放开你的双手。你是否还充满敌意？"如果敌意状态持续存在，投手继续努力，直到捕手移除所有线索，或直到捕手回馈说他已经没有敌意。

接着角色互换，这次，新的捕手接受所有的称赞，进入一种自我肯定的状态。重复同样的步骤。

讨论充满敌意和自我肯定的状态，它们的组成元素，以及改变的过程。

变化题： 主要看看以下情况。

1.投手邀请捕手依序移除行为线索，而不是仅仅把它们写在纸上。投手最好是从小小的请求开始，从那些最不相关的线索开始。然后，投手朝比较重要的线索慢慢前进，并移除线索。投手持续提出请求，直到捕手再也无法保持他的敌意，或是他的自尊心。

2.投手做一个催眠引导，用同样的过程，"具体来说，你如何知道自己在催眠状态里？"然后投手逐一移除线索。

3.捕手通过回忆而不是他人称赞，进入一种充满敌意的状态／自我肯定的状态。然后投手持续建议移除相关的元素，直到那种状态再也无法维持。

4.捕手在接收到称赞时，可以用其他状态响应，比如恐惧或愤怒。

5.投手不使用称赞，而是运用描述句或通过中性的观察来表达，比如，"你的头发是棕色的。""这个房间很温暖。"捕手开始变得充满敌意，或胸有成竹。

目的： 通过探索组成元素来感受状态。一种状态是由众多元素组成的，并非单一个体。微小的改变可以产生系统性的变化。

讨论： 这个练习是由一个催眠的学术研究发展而来，研究者从被催眠的对象身上，逐一移除相关的催眠现象元素，用来探讨催眠的核心本质是什么。

了解元素可以帮助我们唤醒状态。我们可以把状态看成一种便利建构。我们把状态看成单位，为了启发性理解和沟通的目的，简化一个复杂的元素组合。

比如，激励的状态，开放状态，有信念的状态，或是催眠状态，都是多元面向的，由许多不同程度的元素组成，包括想法、感觉、行为、感官、感知、专注力、态度、能量流动、事物面向、动作、姿势、声音特质、回忆、语言模式、情境背景，以及关系特质等。

状态，更多时候是流动的，而且会随时间改变。

一种状态可以由一部分线索重新整合而成：获取并体验到"跨越门槛"的足够多的元素，状态就会"自然发生"。试图直接获得理想状态通常比较费时费力。单一线索可以诱发一种状态；然而，光有单一线索可能还不够。通过获取足够多有分量的线索，状态才会"顺其自然"地浮现。

情境本身就是一个够好的线索，足以诱发状态。当踏进教堂或寺庙时，你可能立即体验到敬畏的感受。一个姿势是一个足够好的线索。稍微抬起你的头，暴露你的喉咙，你可能感受到脆弱。放慢你的节奏，你可能感觉自己在思考。聚焦你的注意力，你可能感觉可以迷倒众生。模仿一下你童年时期的说话声音和说话方式，你可能感觉自己是顽皮的。深刻地回顾过去曾犯下的错误，你可能感觉自己是个失败者。身体跟另一个人靠近些，你可能感受到关系亲密。

要从一种状态里面出来，有时候只需要改变单一元素就能达成。然而，更常见的是，我们必须跨越一个门槛——通过改变许多小元素，使一种状态最终失去它的完整性。

在某次课堂上，我用"地位"这个概念来示范这个练习。全班同学都知道我在一种地位的状态里，因为我的身份是老师。我请他们分辨出一些指标，我如何有一个老师的地位，然后逐条删除这些指标。

为了响应他们分辨出来的指标，我把话筒放下来，闭嘴不说话，背向全班同学坐着，依照同学们的要求做任何合理的改变。最终，我再也无法保持老师地位的状态。做很多次这个练习之后，通常当我被要求低下头，把头偏向一边时，我就感觉失去了老师地位。

但是有一个额外的改变会立即影响我保持老师地位的能力。其中一个学生很睿智地解释我之所以拥有老师地位，是因为课堂里所有学生给了我老师地位。当我要求学生不要再给我提供地位，不要理会我时，我的状态就改变了；我再也无法保持老师地位。我用这个例子来说明，系统化改变和情境改变的力量的强大，会直接改变状态和概念。

暖身练习9可以用在治疗和督导里。当你遇到的是心智健全且睿智的个案时，你可以把这个过程用在治疗里。如果个案处于抑郁或焦虑状态，可以让个案做具体的描述，然后将这些元素逐一消除掉，就像我们在这个练习里所做的一样。

或者，给个案布置一项家庭作业，改变其中几个元素。比如，如果个案知道自己是抑郁的，因为他在人际社交场景里身体僵硬、表情僵硬，那我们就可以给他一个家庭作业——跟朋友相处时有更多面部表情、肢体动作。

启发性治疗是为了创造最微小的改变，产生系统性影响，改变不良状态，诱发更有效的状态。

这个练习可以用在伴侣咨询或家庭治疗里。作为一个评估工具，让家庭成员们彼此做中性客观的观察，看看他们进入什么状态。亲密关系是非常敏感且不稳定的，就算一个真诚的称赞，或是无伤大雅的描述，都可能带来大灾难。

这个练习可以用在督导及治疗师发展上。与其把心理治疗师看成一种社交角色，还不如看成一种状态。在进入治疗师的状态之后，我们可以逐一地删除或添加元素。运用这个技巧，我们可以更好地了解治疗师的状态，提升自己的专业能力。

暖身练习10

-

治疗师要发展的状态：了解行为的不一致性，以及它们的影响。

形式：两人一组。

角色：一个投手，一个捕手。

练习方法：团体领导告诉捕手，在整个过程中尽全力进入催眠／放松状态。然后请捕手暂时离开房间，团体领导再告诉投手该怎么做。

等捕手回来，投手可以做一个 5 分钟的渐进式放松催眠引导。也可以让投手引导捕手进入一个积极的想象画面，比如投手让捕手想象自己坐在海滩上，或是走在乡间小路上。

在捕手离开房间的那段时间里，团体领导给投手一个额外的任务——阻止捕手进入催眠状态（或体验到想象画面）。一旦捕手闭上眼睛，投手就运用适当的催眠话语，不过身体动作要不一致。

比如，述说走下楼梯，投手可以改变说话的声音语调，用提高八度的声音说话；请捕手放慢呼吸的速度，投手可以不露痕迹地加快说话的速度，等等。投手要不露痕迹地运用不一致原则，这一点很重要。

一旦练习完成，双方讨论一下彼此的体验和感觉。

变化题：主要看看以下情况。

1. 投手最好选择一种具体技巧来完成阻碍任务，比如，心不在焉、胡思乱想，变得健忘、犹豫，变得太骄傲，说些不必要的称赞话（拍马屁），为了反对而反对，过多探测别人隐私，挑衅别人，给太多建议。不要告诉捕手，阻碍任务完成是练习的一部分。投手在催眠引导的过程中要逐渐增加阻碍的强度。

2. 投手找到母亲最常用的沟通阻碍技巧，然后依样画葫芦。接着是下一回合，找到父亲的沟通阻碍技巧，重复一遍。

3. 投手用两个角色做一个催眠引导：从两个不同角色去阻碍任务完成，比如当模仿父亲的沟通阻碍技巧时，身体向右倾斜；当模仿母亲的沟通阻碍技巧时，身体向左倾斜。

4. 当捕手离开房间时，团队领导偷偷告诉捕手做一个小动作，比如轻轻地弹手指，或是很别扭地微笑。捕手在活动过程中觉得不舒服时就可以做这个动作。

目的： 体验平行沟通的力量。

讨论： 治疗师可以获得这种体验——小小的不一致改变可能影响整个结果。一致性地协调语言和非语言（肢体）信息，对于治疗师而言十分重要。

如果你能够找出阻碍沟通的方法，也就可以找出避免阻碍沟通（甚至处理阻碍）的方法。这个练习跟暖身练习 1 很类似，但是更精细微妙。

讨论和总结

治疗师是一种状态，而不是一种社会化角色。暖身练习可以强化治疗效果，培养一种治疗师培训练习系统所需的状态。暖身练习诱发的状态对治疗师会有很大帮助，不论是新手还是有经验的治疗师。这本书的目的是从底层开始教导，通过亲身体验来学习，而不是从顶端向下教导，用认知头脑来学习。

在研究生教育中，充满激情的治疗师成为热切的聆听者。他们学会要有同理心、保持好奇心、随时支持个案、接纳、真诚，以及教育个案。这些技巧是通过教条式方法习得的（从上而下）。然而，积极正向的治疗师状态，可以通过体验式练习从下往上诱发。

以下是状态的清单，这些对于临床治疗和指导都会很有帮助：

- 容忍无能。
- 成为顽皮的。
- 发展一种"体验式"状态。改变可以在当下发生。

- 通过体验创造同理心。获取并运用同频共振。

- 有丰富的脸部情绪表达。

- 发展情绪的细微评估。

- 运用类比、隐喻和象征。

- 提升身体觉察能力。运用肢体沟通，比如手势和姿势。

- 发挥创造力。

- 顺畅流动地改变状态。

- 做些细微的策略改变，产生滚雪球般的影响。

- 了解、运用情境和系统变化。

- 建立正向积极面。

- 体验手势和表情的重要性，用来强化（或是弱化）一个信息。

这个状态清单相当于体验式目标的列表，也是暖身练习的精华所在。我个人发展这些状态的过程是：首先，找到一种全面状态或概念，比如以"优秀治疗师"为例子；然后，创造体验式练习，帮助沟通者获取全面状态或概念的核心元素。

不论你是否同意我的状态清单，或有效的治疗师状态特质，都是次要的。最重要的是体验的过程。

我列出来的这 14 种状态，把治疗师这个整体概念分解成许多小元素。在我的学派里，我认为治疗师是一种状态。在治疗的情境里，其中一个学员进入这 14 种当中的几种状态，而成为治疗师。

所以，并不需要拥有所有 14 种状态，只需要拥有其中几种，就可以诱发治疗师的状态。治疗师状态可以通过重新整合一部分线索，由底层向上发展，而被诱发出来。

这个治疗模式的根本启发意义是：不要治疗大项目，而要处理小元素。治疗师是一个大项目。治疗师可以通过启动小元素，由下而上被诱发出来。

这个治疗模式也可以用在处理问题上。比如，抑郁的问题。抑郁是一个大项目。当一个精神科医师为病人诊断出抑郁症时，通常在治疗计划里就会用抑郁症药物治疗。根据传统精神科的治疗方式，给出一个抑郁症诊断，可以帮助精神科医师决定适当的药物治疗，而这是专业上大家认同的标准医疗流程。

但不是精神科医师的其他治疗师，可能会采取不同的策略、治疗方式，用一种社交心理建构方式，而不是医学诊断评估。从社交建构的角度来看，抑郁症可以看成一个大项目，底下有许多元素及次要状态。把抑郁症分解成次要状态，会给系统化、社会化的治疗方法创造许多机会。

我们可以把抑郁症看成一个系统，里面有许多元素，包括想法、感受、行为、态度、感知、回忆，以及关系模式。如此我们可以创造抑郁症的现象地图，把其中许多元素看成无效的次要状态。状态清单可以用来创造问题状态的"地图"。

一个人认定自己有抑郁症，是因为他有负面想法、悲伤情绪、无法采取行动、自怨自艾、钻牛角尖、没精打采、执着回忆、害怕与人接触等状态。有这张地图在手，治疗师可以创造情境，诱发深刻的正向的改变体验。

我们不需要处理所有元素，因为抑郁症是一个系统，改变一个或数个元素就会有整体的正向改变。重要原则是：**用最少量的元素改变，来创造最大化的系统正向影响。**一个推论原则是，从周遭开始，逐步向内在深处工作；从对个案来说无关紧要的一些元素开始。这些是容易调整和改变的元素。关键元素通常是很顽强、拒绝改变的。一旦有足够数量的元素改变，就算是无关紧要的元素，个案也可以"自发性"改变负面状态。

　　如果自怨自艾是一个人抑郁的关键元素，或许最好是从钻牛角尖这个元素着手。这个目标可以在治疗过程中进行，或是给予个案一份觉察练习的家庭作业，带回家完成。

　　比如，艾瑞克森医师给一位抑郁的女艺术家布置了家庭作业。艾瑞克森医师指示她在生活里寻找"一种鲜艳的色彩"。一个骑自行车的小男孩是一种鲜艳色彩；一只飞越头顶的小鸟是一种鲜艳色彩；粗壮的树干，树叶随风摇摆，也是一种鲜艳色彩。这位女士跟她的小孩一起玩寻找鲜艳色彩的游戏。艾瑞克森医师说，这份家庭作业帮助这位女艺术家发展出一个有着鲜艳色彩的人生（抑郁本身如同一种灰暗颜色）。

　　简单来说，一个人可以细分一种状态，或许这个分解是随意决定的。一个身份角色，比如做一个治疗师，可以看成一种状态，如此一来，就能简单细分，创造小元素，并实际体验这些元素。抑郁症这样的大项目，也可以被分解成小元素，然后通过策略思考和亲身体验被解决。目标，比如快乐，也可以用类似方法处理。快乐是一种状态，由许多小元素组成。

　　我甚至把这种方法运用到催眠引导上。我把催眠看成元素的综合，而不是单一症状。在创造一次催眠时，我会设定一连串的概念和状态，邀请个案与这些元素互动玩耍。当个案刺激这些元素运作，催眠自然发生。一个催眠引导不会创造催眠状态，启动元素运作就能产生大的状态改变（关于进一步信息，参考 Zeig，2014）。

　　对治疗师培训系统的一个适当隐喻是，健身房里的特定健身器材，用来锻炼某些特定肌肉群。一个器材专门锻炼肱二头肌，另一个器材专门锻炼肱三头肌。通过锻炼身体特定部位的肌肉，一个人才会拥有整体的强健体魄。

　　在达成理想的身体状态的过程中，你可能会发现一个比较脆弱的身体部位。或许肱二头肌比肱三头肌更结实些。为了修正这种不平衡，我们可以做更多锻炼，促进肱三头肌的健壮发展。

相似地，某些暖身练习可能很简单，某些暖身练习可能很困难。那些你感觉困难的练习，或许需要加强锻炼，才会越来越熟练。

现在，我们已经刻画出治疗师培训系统的轮廓概貌，下一阶段将聚焦在艾瑞克森医师身上。再次提醒，我们会运用模仿。我们要近距离检视艾瑞克森医师的治疗手法，特别关注他在职业生涯里发展出来的概念和状态。我们将要通过体验式练习来获取并发展这些独特状态。

第三部

CHAPTER THREE

治疗师培训练习

所有智慧想法已经被思索千万遍，但要让这些智慧真正成为我们的财富，我们必须真诚地反复思索，直到它们在我们的亲身体验里生根，苗壮成长。

——歌德

治疗师培训练习 1—2

简介

艾瑞克森医师和他儿子间有个轶事趣闻，故事的真实性介于真实和虚构之间，我们已经无从考证。

一天下午，他儿子来找艾瑞克森医师，跟艾瑞克森医师讲了一系列有趣但彼此互不相关的故事。其中一个故事跟家人出游有关，另一个故事跟度假有关。第三个故事是一个孙子去拜访他的祖父母。艾瑞克森医师觉得这些故事非常有意思，但是在他儿子说完第三个故事之前，艾瑞克森医师打断他，"不，我很抱歉，但我不能借你车子。"他接着温柔地教导他儿子讲故事的艺术。艾瑞克森医师解释说，当他儿子在讲故事时，会无意识地在两个故事里都提到车钥匙，也讲到车子开在马路上。

我认为，在艾瑞克森医师的家庭里长大，绝对会有跟在传统家庭长大完全不一样的感受。我大力推崇他儿子用艾瑞克森医师的讲故事风格，来传达一个量身定制的信息给他爸爸。更进一步地说，他儿子是在练习引导导向——一种艾瑞克森治疗风格的最重要状态。

有关艾瑞克森治疗的记载文献，将他描述成一个间接治疗的大师。他其实是引导导向的，我们可以把这看成一种状态，一种在世界上存在的方式。间接治疗其实是一系列的技巧，从引导导向的状态衍生出来，包括运用轶事趣闻和语言策略模式，包括真实句和假设立场句（关于催眠语言，请参阅 Zeig，2014）。

我们要了解，状态是技巧的老祖宗。引导导向是一种状态。间接治疗是一种治疗方法。艾瑞克森医师在他的职业生涯里创造了许多种技巧，大多数技巧是由他的引导导向状态产生的。

为了更清楚明了引导导向的概念，我们不妨思考一下沟通的双层面本质。每一个话语信息，在社交层面和心理层面都有不同意义（Berne，1972）。沟通同时传达字面意义及体验感受。

调情就是一个例子。我们思考一下心理感受的意义层面，当一个男人对他的约会对象说，"你是否想到我的住处参观一下我的版画收藏呢？"很清楚地，参观艺术并不是最终目标。人类既然是双层次沟通的高手，接收者通常会对隐藏的意义做出响应。人们善于猜测推论。人类的原始语言与动物的沟通策略，都是基于预设立场的隐含意义。象征性口语、文字也是根源于此。

人类沟通可以传递信息，唤醒体验感受。虽然科学家是通过提供事实来沟通，但同时也可以植入或传播概念。尽管艺术家把概念当作主要舞台，但事实可能依然存在于背景幕布里。

在催眠文献里，关于到底是直接催眠还是间接暗示比较有效，有数不清的相异、对立研究。有些时候，直接呈现的信息比较有效，比如科学教育。其他沟通，最好使用引导导向的方式呈现。

艺术表达的主轴总是弦外之音。艺术家用概念化的方式，比如抽象、隐喻和去稳定化，来造成引导导向的经验效果。音乐家不会给听众解释，他们应该感受到什么。画家不会告诉观众，如何了解他们的艺术。诗人不会批注他们的隐喻。电影导演不会向观众解释，剧情桥段的高低起伏，曲折变化在哪里。相反地，他们用一种策略性的方式，在电影里埋下伏笔。这种假设立场的机制，称为"伏笔和照应（setup and payoff）"。

电影里经典的伏笔与照应技巧，常用来创造一个跟剧情有关的线索，一般是在刚开场，或是电影前半段。如果你看过电影《绿野仙踪》（The Wizard of Oz），就体验过电影里引导导向的技巧。在电影开场，桃乐丝遇见三个在农田里的工人，其中一个是抓她的狗的好管闲事之人，一个是到处叫卖的摊贩商人。从这里面，我们预先看到了稻草人、铁皮人、狮子、女巫，以及巫师的奇特人格出现，他们在桃乐丝的白日梦里被夸大地呈现。

引导导向的伏笔和照应技巧会产生预期效果：观众对于主题概念产生极大兴趣，这是被诱发出来的，而不是被告知的。而直接或过于直白的表现方式，不会唤醒我们想要的反应。

我运用艺术作为一个解释工具，同时带有策略意图。我们大多数人在社交生活过程中会发展出一个副产品——媒体表达能力和艺术表达能力。人类生理上的演化设计，让我们可以立即抓住艺术的感觉，而推理能力就是一个重要根基。

艺术是唤醒感受的，而不是传递知识的。当沟通的目的是诱发概念和状态的体验，而不是提供信息时，我们就应该运用艺术家般的引导导向。运用艺术家风格的沟通技巧，不是新鲜事，也不是奇怪的事。我们都很熟悉这些技巧方法。

醒觉式的概念沟通是运用你已经知道的事实：把一个领域的技巧，通过策略性方法运用到另一个领域里。萃取艺术的精华，当你想要诱发一种情感体验感受时，把这个方法运用到谈话当中。

治疗师培训练习 1 和 2 用来诱发两种基本状态：引导导向（一种礼物包装的形式）和同频共振（一种拆开礼物的形式）。投手探索引导导向的状态，捕手探索同频共振的状态。不要试图用头脑认知的方式去了解投手的方法策略。捕手要让自己的身体与投手的表达同频共振。

暖身练习 3 作为治疗师培训练习 1 和 2 的准备工作，是用来练习保持同频共振的状态的。还记得我们提到的一个比喻——共振的音叉吗？投手建立一个频率振动，就好像投射出一个震动的音叉一样，捕手允许反应"自然发生"。同频共振是对沟通意义的一种直觉与细微的反应状态。

为了更好地唤醒学员的理想状态，我们制定了一些限制规则。我们要移除你的强项，如此那些沉睡的潜力才能被激发运用。这个技巧就好像治疗小孩的弱视，或是治疗中风病人的缺陷。

我们限制学员，不能使用强项，因此那些不足的功能可以好好发展。我们会把小孩的好眼睛遮起来，因此弱视的那只眼睛可以变得更加强壮；我们会限制中风病人使用健全的手脚，因此那些不能动的手脚会逐渐增加力量和协调性。

相同地，在以下几个练习中，我们限制投手，只能用单一语调说话，不能使用肢体动作，因此，引导导向的精华可以被实际体验到。就算有这些限制，隐藏的信息依然可以刺激捕手产生反应。为了尽可能地体验同频共振的感受，我们会限制捕手，不可以用口语表达。

治疗师培训练习 1 和 2，是艾瑞克森医师创造高阶的醒觉式治疗沟通技巧的基础练习。

高阶的治疗技巧包括，讲故事的能力、运用隐喻的能力，以及多层次沟通技巧（Erickson，1964/2008a）。

治疗师培训练习 1
（建议：练习完成之后再给学员发讲义）

-

治疗师要发展的状态： 引导导向和同频共振。

形式： 两人一组。捕手要准备纸和笔。

角色： 一个捕手，一个投手，最好是捕手和投手互相不认识。不需要角色交换，我们会在治疗师培训练习 2 中交换角色。

练习方法： 捕手问投手 5 个简单问题，投手可以回答"是""不是""有时候"。举个例子："你喜欢看动作片吗？"这些问题不要有显而易见的答案，比如，"你是不是女生？"在练习开始之前，把 5 个问题写下来，这样练习会进行得更加流畅，我们可以更好地聚焦在目标状态上。

投手（处于引导导向状态）必须用一种受限制的方式回答这些问题。投手会用一种缓慢的、刻意的单一语调，用一种"催眠"的声音，描述一个简短的故事（最多 3 分钟），代表"是""不是"，或是"有时候"。故事不用太深奥、太复杂。

故事的内容可以是简单的，经常听到的。比如，投手在讲一个关于早餐的故事，故事的主题不应该暗示或提示任何想沟通的信息，而导致捕手猜到答案是"是""不是"或是"有时候"（心理层面的信息）。如果故事内容太过华丽，或是太过模糊，捕手将用头脑认知去分辨出隐藏的答案是什么。

投手要尽量保持脸部表情和身体动作不变，讲故事时，避免通过脸部表情或肢体动作泄漏答案。

捕手（让自己处于同频共振状态）是一个被动的接收者。他可以用一种"柔和的眼神"看着投手，进入一种同频共振状态，或是拆开礼物的状态。捕手让自己的身体尽量打开并去感受，暂时关闭左半脑的分析能力。

投手在讲故事时，必须小心谨慎地看着捕手。投手要想办法抓到捕手细微的肢体线索——捕手在听故事时是否微微地点头或是摇头？捕手身体是否向前靠或是向后退？投手要持续讲故事，直到发现捕手有明显的肢体反应。当有足够的线索可以指出一个答案——"是""不是"或"有时候"时，投手就可以停止讲故事，然后请捕手提出下一个问题。答案是否"正确"并不重要，重要的是，要注意到任何明显的线索，一种心理层面的线索反应。

团体领导最好先给大家示范这个练习是怎样进行的。

在练习结束后，就算只是短暂的体验，投手都应该描述一下体验到的引导导向状态是什么，然后捕手描述一下他的"拆开礼物"的一种同频共振状态。我们可以运用状态清单来协助完成这个部分的练习。

学员们最好找到一两种现象描述，以便在未来要进入引导导向状态时随手可用。比如，投手可以说："我知道我在引导导向的状态，因为我眼神聚焦于专注。"捕手和投手可以互相反馈信息，用来加深标记进入状态的元素，比如捕手可以说："我发现当你在引导导向状态时，你说话速度慢了下来。"投手可以反馈说："当你在拆开礼物状态时，你的头稍微向右倾斜。"

找到故事的"正确"答案并不是这个练习的重点。我们的目的是要搞清楚状态是什么，而不是要立即精巧熟练地诱发心理层面的反应信息。

变化题：主要看看以下情况。

1. 用喃喃自语的方式讲故事，可以是一种没人听得懂的话语，或是只发出一个声音，比如"吧"或是"哒"。不论是哪种方式，投手要自然地讲故事，自然地运用声音和动作，避免过度夸张演出。

2. 捕手问一个问题，然后闭上眼睛，专心聆听故事，投手可以自由使用身体动作和脸部表情。

3. 对于两个不同问题，采用同一个故事回答——一次代表"是"，另一次代表"不是"。

4. 两人角色互换，重复这个练习（最好是先完成治疗师培训练习2）。

目的：捕手体验萃取意义是一种什么状态（比如进入同频共振状态），投手体验建构并传送隐藏的信息是一种什么状态（比如进入引导导向状态，传递一个心理层面的信息）。

注意：就像任何体验式练习一样，学员可以自由决定是否参与这个练习。

治疗师培训练习2
（建议：练习完成之后再给学员发讲义）
-

治疗师要发展的状态：引导导向，同频共振。

形式：两人一组。

角色：与治疗师培训练习1的伙伴相同，但是角色互换。

练习方法：这个练习有两个条件，条件A和条件B。条件A包含负面的情绪和状态。条件B包含正向的情绪和状态。整体来说，有4个描述词：两个与条件A有关（负面情绪），两个与条件B有关（正向情绪）。投手的表达顺序是随机的，因此捕手无法猜测投手所表达的到底是正向的还是负面的情绪和状态。

条件A：投手描述一个物件，一开始先跟捕手说这个物件的名称。假如投手要描述一个网球拍，但是在描述当中，投手隐秘地传达一种负面状态或情绪，比如愤怒、生气、敌意、哀伤、受伤、恐惧、罪恶感、羞愧、哀悼、孤单、寂寞、困惑、脆弱、害羞、抑郁等。投手可以描述对象的细节，并且隐秘地、缓慢地增加负面情绪或状态，同时观察捕手的同频共振状态。第二回合，可以使用同一个物件（或是换一个新的物件），但是表达不一样的负面情绪或状态。

条件 B：投手描述另一个物件，假如是一杯水，然后传达一种正向的情绪或状态，比如惊喜、热情、爱、感动、景仰、自我尊重、兴奋、有趣、放松、平静、有自信、快乐、信任、希望、激励、期待等。第二回合，使用同样的物件（或是不一样的物件），但是表达另一种正向的情绪或状态。

与治疗师培训练习 1 类似，投手的描述应该用一种缓慢的、平缓的音调，一种"催眠"似的声音进行，同时保持与捕手的眼神接触。投手要限制自己的动作和表情，逐渐增加正向情绪的传递。当投手发现目标情绪已经被捕手感受到，就可以停止描述，可能是捕手眼神或嘴巴的细微变化、一种情绪或状态的细微表情。

捕手要保持同频共振，允许自己感受、体验投手"投出"的情绪或状态。为了达到这个目标，捕手可以保持一种柔和的眼神。

在练习结束后，投手和捕手进行讨论，分享彼此对隐藏信息的引导导向及同频共振状态有些什么线索。给对方有帮助的反馈，告诉对方当他／她在引导导向或是拆开礼物的状态时，最有效的部分是什么，对方看起来像什么样貌。核心的线索可以作为未来获取类似状态的一个心锚，随时可用。

变化题：主要看看以下情况。

1. 我们可以请捕手暂时离开房间，私下给投手一个任务。不要告诉捕手，在物件描述的背后隐藏着一种情绪。

2. 捕手在练习过程中闭上眼睛，专心聆听，同时投手可以运用身体动作和姿势来强化表达，但是要限制声音变化。

3. 投手描述同一个物件，比如网球拍，在第一回合时隐藏一种正向情绪，在第二回合时隐藏一种负面情绪。

4.学员角色互换，重复这个练习（要先完成治疗师培训练习1）。

家庭作业：当你与朋友吃午餐时，试着通过隐秘地使用姿势、动作，或是声音变化诱发一种情绪。

目的：捕手体验诱发意义是一种什么状态（比如进入同频共振的"拆开礼物"状态），投手体验建构并传送隐藏信息是一种什么状态（比如进入引导导向状态，传递一个心理层面的信息）。

讨论：治疗师培训练习1—2

我们思考一下治疗师培训练习1和练习2的差异。在练习1中，投手进入一种想法。在练习2中，投手进入一种情绪。这两个引导导向的元素建构了艾瑞克森医师最重要的天才治疗技巧之一——多层次沟通技巧（Erickson，1966/2008a）。

多层次沟通技巧是一种连接技巧。相反地，艾瑞克森医师的另一个对世界的重要贡献——困惑技巧（Erickson，1964/2008b），是一种解离技巧。连接技巧和解离技巧可以前后呼应运用，就好像和谐音、不和谐音可以在一个乐曲里交替使用一样。

多层次沟通技巧是在艾瑞克森医师最著名的一个案例里被发现的：乔和一株西红柿。乔，是一个园丁，他被诊断出癌症晚期，所有的药物治疗都无法帮助他减轻疼痛。艾瑞克森医师被邀请到医院去医治他。以下是艾瑞克森医师对乔所说的催眠引导节录（注意，粗体字用来标示多层次催眠沟通的技巧，在语气上有些修改）：

我将会对你说许多事情，但这跟花朵一点关系都没有，因为你比

我更了解花朵。这不是你想要的。现在当我说话的时候，我可以这么**轻松地**说话，我希望你也能够这么**轻松地听我说话**，当我提到一株西红柿时。

谈论这件事情很奇怪。一个人或许会**很好奇，为什么要谈论一株西红柿**？一个人把一粒西红柿种子种在土里。他**希望，有一天它会长成一株西红柿，会带来满意的果实**。这粒种子吸收水分。做这件事**不太困难，因为雨水带来平静和舒服**……**你可以听我这样说**，乔，因此我会继续说话，**你可以继续聆听，感到好奇，就只是好奇，你到底可以学到什么**……

在这个独特案例中，艾瑞克森医师描述了一个物件。在社交层面，他谈论了一株西红柿。在心理层面，他多层次沟通了治疗的暗示。从我个人与艾瑞克森医师相处的经验来看，粗体字所描述的治疗概念可能是用特定语气说出来的，用一种较柔和、更精微的方式，凸显出多层次沟通要传达的信息。

因此，那个表面的概念（谈论一株西红柿），会淡化、退回到背景里。粗体字描述的概念，也可能通过速度的细微变化，或是艾瑞克森医师说话声音的方向而被诱发出来。

艾瑞克森医师善于运用平行沟通。当然，讨论一株西红柿并不是谈话的重点。治疗信息（在这个案例中，是减轻疼痛）用一种平行的方式呈现。他引导乔回想过去，通过回忆和想法设置一系列的联想动作，来减轻疼痛的感受，同时，乔在心理层面也被启发，在与艾瑞克森医师的谈话里寻找个人生活意义。

催眠引导通常是通过心理层面的沟通而被创造出来的。在社交层面，催眠师可能谈论走在沙滩上，但在心理层面，可能意味着：你可以改变你的注意力；改变你体验的强度，对沟通的含义做出反应。再次强调，催眠引导不会创造催眠状态。引导导向元素会诱发催眠状态。

在催眠或是非催眠的心理治疗里使用隐喻，会产生类似于多层次沟通的效果。隐喻本身是平行沟通，提供一种情境与个案讨论如何克服障碍，或是跨越问题。或许治疗师在表面层次谈论走在山间小径，遇见一个明智的女人，她提供最佳建议；在隐喻里的次要情境及隐藏信息中，会引导个案朝疗愈的方向前进。

治疗师培训练习1和练习2用来帮助学员发展状态，学习催眠引导的基础，并学会在心理治疗里使用心理层面的沟通方法作为治疗工具。注意，你需要反复做这些练习，发展出理想的引导导向状态。在有效的心理治疗里，治疗师可以引导一个想法、一种感觉，一种行为，等等。这些累积的效果是诱发正向积极的连接，唤醒个案的潜能，在概念、状态和身份认同上创造最佳改变。这其中蕴含强大力量，可以创造疗愈。

我发现一件很有趣的事，艾瑞克森医师是第一个运用心理层面的沟通价值来作为治疗主轴的治疗师。事实上，他将他的催眠治疗及心理治疗围绕在深层沟通意义周遭。我们要记得，在社会心理学成为当代科学潮流之前，他已经是一位社会心理学家。

社会心理学研究影响效果，比如启动效应、社交模仿、归因、需求特质、情绪传染、盲从，以及服从权威。所有这些影响效果都是基于心理层面的人性反应，没有真正涉及它们对细微线索的反应预设了行为反应。

我不相信艾瑞克森医师预先设想了间接沟通的机制，尽管事后证明，他可以描述他每个时刻的起心动念。相反地，我相信他在他的身体记忆里发展出一种引导导向状态。从那种状态中，技巧油然而生，得到的是间接沟通、隐喻和多层次沟通技巧。

治疗师培训练习 3—15

简介

> 真实的探索发现不是找到新大陆，
>
> 而是带着全新眼光去看世界。
>
> ——马塞尔·普鲁斯特（Marcel Proust）

我会介绍一种全新的治疗状态。请让我用一个故事作为开场。或许这个故事是无关紧要的，然而故事的主题对介绍接下来的练习，以及发展相对应的状态很有帮助。

艾瑞克森医师被公认为历史上观察力最敏锐的治疗师之一。有许多关于他如何分辨并有效地运用个案行为细节的传奇故事。伟大的人类学家雷蒙·伯德惠斯特尔（Raymond Birdwhistell），创建了人体动作学，这是关于身体动作和表达，以及与其相关的非语言暗示。伯德惠斯特尔从学术研究的角度介绍非语言行为，他的观点也是举世闻名的。

20世纪60年代，艾瑞克森医师在费城演讲时，他和伯德惠斯特尔在后者家中碰过面。这次碰面，艾瑞克森医师看见一个他想要的木雕，因此他很小心，不透露任何明显线索给伯德惠斯特尔。

当艾瑞克森医师要离开时，伯德惠斯特尔感谢他的拜访，并且说，"当然，你可以拥有那个木雕。"尽管艾瑞克森医师试着去隐藏他对那个木雕的渴望，却还是有足够线索让伯德惠斯特尔这样的观察大师分辨出来。

尽管要跟上这两位大师的步伐很困难，但我们还是有可能进步的。我们该怎样做？当谈论到要面对新个案时，艾瑞克森医师说，"我会凝神注视。"艾瑞克森医师进入一种敏锐度状态，也就是我们接下来要练习的状态。

有些人说，爱永远不够；有些人说，金钱永远不够。而心理治疗在乎的是，敏锐度永远不够。敏锐度是你可以一辈子不停发展的东西，持续做敏锐度练习会提升大脑里"敏锐度"所在的神经元细胞功能。提升分辨能力在生活的各个层面都是不可或缺的。一开始，我们要了解敏锐度并不是单一现象。

敏锐度是一个便利建构，人们用它来简化沟通。要提升敏锐度，就要了解元素的次要状态。以下练习是用来强化敏锐度次要状态的。

我们回到在健身房锻炼的比喻。每个器材用来锻炼某些特定的肌肉群，因此肌肉群可以变强壮。你每天给自己设定的锻炼项目，以及前一次的锻炼项目，会让一些肌肉群开始比另一些肌肉群更强壮。另外，每个人天生体质不同，你的有些肌肉比较容易锻炼，因为它们有更多发展潜力。要想整体强健体魄，你要花更多时间锻炼那些比较虚弱的肌肉，并监督自己的进度。

相同地，我们接下来也要提供一些"练习"来锻炼敏锐度。

治疗师培训练习 3 包括一系列不同面向的元素。你需要聚焦于练习讲义上的某个特定地方。在阅读讲义并体验练习的每个部分后，接着就是对理想元素的描述。要获得最多收获，每个部分花点时间，思考一下这个练习要帮助你发展的状态是什么。治疗师培训练习 3 需要你一个人安静地完成，但是在练习结束后，大家一起讨论会更有效率。

治疗师培训练习 3
（建议：练习完成之后再给学员发讲义）

-

治疗师要发展的状态：敏锐度——体验感知的心理决定因素。

形式：讲义。

角色： 每个学员独立做练习。

练习方法： 团体领导请观察者读以下字句。

Hithere.

Loveisnowhere.

Theytoldhimtobeatthefrontdoor.

DOCTOR RAKES LEAVES AFTER MEETING.

Would you rather have an elephant eat you or a gorilla ?

Woman without her man would be nothing.

在以下的句子里，有多少个字母"F"出现？

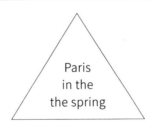

下面这个句子是倒过来写的。从右至左读这个句子。

".rat eat saw tac ehT"

读下面的句子 6 遍，每次读都要读出不同的意义。

I never said he stole money.（我从来没说过他有偷钱。）

讨论：第一部分有 6 句话，这些句子是模糊的案例。前面三句话可以用两种方式阅读——第一种方式，热情的方式；第二种方式，带有攻击性的方式。

比如，第一句话可以读成"哈啰，你好（hi there）"，或是"打这里（hit here）"。第二句话的两种读法："爱就在当下（Love is now here）"，或是"到处都没有爱（Love is nowhere）"。第三句话的两种读法："他们告诉他去前门等着（They told him to be at the front door）"，或是"他们告诉他去用力敲打前门（They told him to beat the front door）"。

第四句话，开头是"DOCTOR RAKES"，这是一种模糊形式。这取决于你如何看 RAKES，这到底是人名"瑞克斯"，还是动词"扫视一遍"？第五句话也有两种理解方式，不妨花些时间去发现这两种含义是什么。可以这样理解："你是希望大象吃掉你，还是吃掉怪兽？""你是希望大象吃掉你，还是怪兽吃掉你？"

第六句话是一种关于性别的模糊说法。逗号的位置不同，会产生两种不同意义："女人，如果没有她的男人，就什么也不是（Woman, without her man, would be nothing）"，或是"要是没有女人，男人就什么都不是（Woman, without her, man would be nothing）"。

我们很容易读错那个要倒着读的句子。我们有种需求，希望事物照着我们预设的理解和想象来进行，因此我们可能扭曲事实来配合预设立场。从一开始我们就没有理由相信这个句子是有意义的，但是我们总是觉得句子应该有意义，所以我们可能想办法扭曲还原句子，想要找到合理的意义。

我想到，心理治疗领域有些扭曲事实的例子。我们的判断和感知受我们所属治疗学派的影响。比如，当我研究人际沟通分析学派并且成为一个合格治疗师时，人际沟通分析学派的理论总是会让我想到自我状态、骗局、存在位置、游戏和剧本，等等。当我研究格式塔学派时，我聚焦在投射上。当我研究心理动力学派时，我聚焦于移情。每个治疗学派都会在忠实粉丝的眼睛上刻印一个滤镜——这个滤镜既会聚焦，同时也会产生扭曲。

最后一部分——"我从来没说过他有偷钱（I never said he stole money）"——可以有 6 种不同解读，取决于你的重点放在哪个词上面。小小改变可以导致截然不同的意义。

通常在治疗师培训练习 3 开始时，我会邀请学员安静地读三角形里面的话语，"春天在巴黎（Paris in the spring）"。

我邀请学员站起来读，这样大家都可以看到他。我解释给他听，这句话不是说，"春天在巴黎（Paris in the spring）"。我请这个学员一个字一个字大声读出来，直到他豁然开朗，原来这句话是这样读——"春天在在巴黎（Paris in the the spring）"。突然间，学生有了"顿悟"的体验。

我解释说这种"顿悟"体验时刻是体验式技巧的结果。这种顿悟体验在治疗里会带来改变的力量。在生活里也是如此。

接下来，我可能会让学员看着那个长方形，安静地数着字母"F"总共出现了多少次。我可能会请某个认为"F"出现三次的学员站起来，让他一个字母一个字母地大声念出来，用来强化"顿悟"时刻。

三角形和长方形图像都证实了头脑有个倾向，我们会忽略情境里重复出现的东西。头脑是一个失衡的侦测器，用来发现任何情境里的偏差物件。在一个静止不动的场域里，我们会注意到移动的东西；而那些静止不动的东西可能会被我们忽略。在一列人都很高的队伍里，一个身材矮小的人很快备受注意，而那些高的人可能被忽略。

我们人类的生物演化过程里有个功能就是，在感知上删除那些稳定状态的信息。通过忽略那些看起来不起眼的东西，头脑就节省了能量。比如，汽车的引擎声音就常被忽略，因为它是多余的。然而，治疗师要注意到那些多余的部分，因为它们通常是用来打开积极正向的大门的关键钥匙。

我在治疗上用过这个练习来帮助个案达成深刻体验。比如，如果"否认事实"是问题的一部分，我可能会请个案看一下三角形和长方形图像。我想要个案体验的一个概念是，有时候我们会忽略明显的事实。强调一下，我的起心动念是创造诱发的点，而不是把这些点连起来。

在这个简单的练习里，有 4 个敏锐度的次要状态：

- 注意多余的部分。
- 理解并运用模糊的概念。
- 学会用初学者的观点。看见实际存在的东西，就算它与我们头脑预设的不一样。
- 了解小小的变化可以改变整个意义。

下一个练习是交互式的，我们会讨论另一次要状态：对细节的视觉敏锐度。

治疗师培训练习 4
（建议：练习完成之后再给学员发讲义）

-

治疗师要发展的状态： 对于细节的视觉敏锐度。

形式： 两人一组。

角色： 一个投手，一个捕手。

练习方法： 投手和捕手面对面坐着。捕手进入一种敏锐的状态，详细检视、端详投手，并且"牢记"投手身上的所有细节。捕手闭上眼睛，投手做三个外表上的改变，比如把衣领拉起来，把皮带拿掉，或是弄乱头发。投手告诉捕手可以睁开眼睛的时候，捕手试着找到这三个改变是什么。

团体领导告诉捕手："让你的眼睛去发现这些改变。你的眼睛可能在你预想改变会是什么之前，就已经发现改变了。信任你的眼睛所看到的。你的眼睛可能会通过潜意识来带领你发现改变。"

捕手要训练自己"凝神注视"这样一种"状态"。如果你总是聚焦于"凡事都要第一"这样的概念上，可能会阻碍你发展理想状态。这个练习不是一个竞赛，不要老想着输赢。

投手和捕手角色互换。

变化题： 主要看看以下情况。

1.两个人看清楚彼此身上的细节，同时转身背对彼此，做出三个改变，再转身回来互相找出改变。

2.做完练习后，找新的伙伴，重复这个练习。

3.投手做出三个动作和姿势的改变。

4.投手改变所在环境的三个物件摆设位置。

目的： 捕手要体验聚焦视觉细节是怎样的感受，比如具体的敏锐状态的细节是什么。具体说明，你怎么知道自己处于"凝神注视"的状态？思考一下，你是通过什么"心锚"进入敏锐的状态，以后就可以随时取用。

应用： 在疏离的伴侣或是家庭成员身上使用。当亲密伴侣或是家庭成员没有"真正看见"彼此时，可以运用这个练习。凝聚团队向心力时，或是在破冰情境里、组织发展的培训里也可以做这个练习。

这个练习是从斐欧拉·史堡林的书 *Improvisation for the Theater*，以及拉迪亚德·吉卜林的《丛林之书》（*The Jungle Book*）里衍生而来的。

讨论：我女儿妮可，她还小的时候，我们经常玩这个游戏。

我们到一家餐厅用餐，我会让她闭上眼睛，然后我改变干净桌子上的一些物件摆设（我们很熟练时，会找一张很脏乱的桌子玩这个游戏，增加游戏难度）。我可能会把水杯倒过来放，把一只刀叉拿走，或是把刀叉交错着放置。她会找到这些改变。

然后换我闭上眼睛，她做三个改变。她可能会把一粒盐巴放在盘子里，移动一件餐具一厘米远，在水杯里放一点胡椒粉。锻炼观察的敏锐度，对我们父女两人是一种挑战，对我而言更是困难。

治疗师培训练习 4 的目的是，发展对细节观察的敏锐的状态。大部分时间，如果没有受到头脑认知的阻碍，自由流动的视觉专注力可以非常精准地找到细节变化。

因此，我们要信任自己的眼睛，要真正用眼睛去观看，而不是用头脑去分析。通过启动潜意识，我们的眼睛可以有效分辨并运作。观察敏锐度，自动化的行为反应可能比头脑意识的认知分析来得更有智慧和效率。

这个练习有许多的变化应用。我们可以对互相漠不关心的伴侣、"看不见彼此"的伴侣或家人使用这个练习。"看见"的过程是一个很有趣的游戏，会让伴侣注意到彼此，产生更多的连接。这个练习也可以应用在企业内训中，用来增进员工关系，以及提高顾客服务质量。

下一个练习，我们要讨论敏锐度的另一次要状态——听觉和视觉的专注力。

治疗师培训练习 5
（建议：练习完成之后再给学员发讲义）

-

治疗师要发展的状态： 敏锐度之视觉与听觉的专注力。

形式： 6～8个人围圈坐着。

练习方法： 其中一个人讲这句话，"当看到我的下一个个案，我会……（加上一个形容词或简单句子）。"第二个人重复第一个人的话，并且加上一个形容词或简单句子。第三个人一字不漏地重复第二个人的话，再加上一个形容词或简单句子。

比如，"当看到我的下一个个案，我会凝神注视，成为更加体验性的，全神贯注。"每个人轮流加上一个新的形容词或简单句子。如果一个人漏掉一个词或一句话，那他就出局了。这个游戏继续进行，直到最后只剩下一个人。

提醒，在游戏开始之前，竖起你的耳朵，进入一种听觉的敏锐状态。

变化题： 主要看看以下情况。

1.所有人闭上眼睛进行这个练习，锻炼听觉专注力。

2.每次加形容词的同时再加上一个动作。下一个人要重复完整句子及动作，然后加上一个形容词及动作。

3.加上一个不一致的动作——加的动作与加的形容词不相关，比如挥手再见，同时说着，"我会喝更多咖啡。"

4.重复前一个人说的话，然后加上动作，而不是一个词，比如，"当看到我的下一个个案，我会这样反应（加上肢体动作）。"

5.加一个声音，而不是加上形容词、句子或动作。

6.把这个句子唱出来，而不是说出来。下一个人要模仿前一个人的歌唱旋律，并加上一段新旋律。在前一个人歌唱的结尾，再加上一个结尾。

7. 在练习开始之前，团体领导可以提供一个有效策略，帮助学员们获得更好的学习体验。比如，团体领导可以做一个团体催眠，"打开你的眼睛和耳朵，进入一种敏锐的状态"。团体领导可以提供一些记忆背诵方法；可以教导大家在心里对每个形容词都拍张照片，留下印象，告诉他们最重要的是记住前一个人最后说的词语；邀请大家细微地模仿前面的人，当他们说的时候是什么肢体动作，等等。

8. 不论做得好不好，学员们都可以描述自己采取的策略是什么。

9. 练习结束后，学员们采访最后的胜利者（专家），试着去了解和模仿专家的策略与状态，通过反复问问题，比如，"具体来说，你是如何做到的？""你还做了什么来促进成功？""当你在记忆背诵时，你体验到了什么？"

然后，再次做这个练习。或许可以运用变化题的其中一题，学员们练习运用专家的状态或策略来增强自己的能力。在练习结束后，大家讨论当他们模仿、运用专家的策略或状态时效果如何。

目的： 体验如何发展听觉和视觉专注力的状态。

这个练习是从斐欧拉·史堡林的书 *Improvisation for the Theater* 中衍生而来的。

讨论： 练习结束后，鼓励学员们反思他们进入的视觉和听觉的敏锐状态有哪些现象。可以两人一组讨论，也可以整个团体一起讨论。

当我做这个练习时，我允许学员们自由决定与判断重复的字句是否足够精准。同时，我也勉励学员们尽全力做到最好，以激发他们的潜力和天赋。团体成员的任务是帮助彼此增强视觉和听觉的专注力。这不是竞争的游戏，尽量不要有竞争意味。

通常，这个练习会做两个回合。第一回合只运用声音刺激，延伸的句子只是简单地通过口语来增加词语。第二回合，我要求团体成员加上模仿的过程，我会引导一个团体催眠来增强学员的表现能力。接着，学员们重复这个练习，这一次加上视觉专注力。模仿和催眠会让学员体验到，他们可以增进自己的专注能力。

为了达到模仿的目的，我邀请学员们访问专家（最后胜出的那个学员），找到一种策略或状态，以便他们在下一回合运用。

学员们会询问专家，"具体而言，你是如何做到的？"这个模仿问题可以重复地问。比如，如果专家回答说，"我把增加的形容词视觉图像化了。"学员们可以进一步问，"具体而言，你如何做到视觉图像化？"学员们也可以重复问专家的状态："具体而言，当你做练习时，会进入一种怎样的状态？"

用这些问题来获得专家的策略及状态的细节，学员们可以在下一回合运用这种策略或状态。

第二回合用新的词语和一致的动作，比如，"当看到我的下一个个案，我会更加开放的（做出双手打开的动作）。"如此一来，就锻炼了视觉专注力。第一回合带头的人，第二回合要继续带头。第二回合开始前，我通常会做一个团体催眠，用来帮助学员更进一步发展视觉和听觉专注力，帮助学员体验他们之前访问专家时所获得的策略和状态。

练习结束后，做一个民意调查来了解一下：通过团体催眠和学习得来的策略和状态是什么，学员们的进步幅度有多少。经常会是这样的结局，专家的表现能力下降，而团体其他成员的能力增强。模仿可能会造成这样的结果。

专家所用的策略，专家在第一回合所进入的状态，是一种格式塔疗法，它的整体比部分的总和大得多。让专家意识到自己的策略和状态，可能导致专家聚焦于单一层面，进而干扰了完形的整体效果。太过明显地模仿专家的一举一动，对专家而言可能不太好，但这可以帮助模仿的人获得大进步。

这个练习在许多专业领域中都很有用，因为简单易学，大家会热烈参与。这个练习有很多潜在运用价值。这个练习可以作为家庭作业，帮助一个家庭提升彼此的契合度；可以提升企业里的团队向心力；可以用来发展个人在课堂上的专注力，或是用在心理治疗督导培训上。

当我女儿还小时，我会跟她一起玩这个敏锐度的游戏，用字母排列的版本。

当我们开车长途跋涉时，我女儿会说"我今天没去上学，因为我有气喘（asthma），a 作为结尾的词语""我今天没去上学，因为我有气喘（asthma）及支气管炎（bronchitis），a+b 作为结尾的词语""我今天没去上学，因为我有气喘（asthma）、支气管炎（bronchitis），以及感冒（cold），a+b+c 作为结尾的词语"，等等。

通常，我女儿要鼓励我加油，不然我常常跟不上她的速度。

治疗师培训练习 6
（建议：练习完成之后再给学员发讲义）
-

治疗师要发展的状态：对模式的视觉和听觉敏锐度。

形式：整个团体一起进行。一个学员为投手，坐在大家面前。

角色：从团体里选一个人当投手。如果可能的话，投手要讲一种大家都听不懂的语言，比如家乡话、方言、外国语言。其他学员当捕手。

练习方法：投手用母语讲两个故事。每个故事都要简短，大概 5 ～ 10 句话。其中一个故事要包含一个弥天大谎。这个谎言不是简单的事实扭曲，情节要错综复杂。另一个故事要全然真实。讲完两个故事之后，学员们举手投票决定哪个故事是真的、哪个故事是假的。然后投手宣布答案。

投手接着讲几组成双成对的故事，每组故事中有个真的、有个假的。讲完三四组故事，投手离开房间。学员们找出哪个人是侦测谎言的专家。测谎专家要跟大家分享他的成功策略及状态。

接着，请投手回到房间里，再说一两组故事。学员们运用专家的策略，当练习结束时，学员们告诉投手当他在说谎时，他的模式是什么。

作为"测谎机"，捕手们要注意投手在说谎时的细微行为改变。当投手说谎时，或许他的肢体动作不协调，或许他眨眼皮的动作不自然，或许他的肢体更僵硬些。

记住，我们的目的是发现特定模式的敏锐状态。侦测谎言的能力可以通过发展一种专注于模式细节的敏锐状态而达成。

变化题：主要看看以下情况。

1.捕手们闭上眼睛，用心倾听，单纯靠听觉来分辨细节。

2.捕手们紧紧捂住耳朵，只用眼睛观看，看投手讲故事，单纯靠视觉来分辨谎言。

3.一半捕手闭上眼睛用耳朵听，另一半学员捂住耳朵用眼睛看，这样我们可以看到是视觉能力更有帮助，还是听觉能力更有效。

4.为了刺激投手更聪明地说谎，如果投手可以成功欺骗所有学员，提供奖赏给投手。

5.与其讲两个故事，投手不如说三个故事，其中只有一个是弥天大谎。

6.投手用"外星语"讲故事，或是用单一音节，或是只动口不发出声音（动作、表情都正常，嘴巴也正常动作，只是不发出声音）。

7.练习开始之前，投手先说几个简单谎言，让大家发现一些重复模式。可以参考以下做法：学员问问题，投手回答问题，有些答案明显真实，有些答案明显说谎。

比如，我们指示投手只能回答"是"。对于一些简单的问题，比如"你是否在房间里""你是否穿鞋了""你是否有手机"，真实答案为"是"。接着，问一些会出现说谎结果的问题，比如"你的名字是否叫伊莎贝克""你现在是否在土耳其""你现在是否在听古典音乐"，而投手都只能回答"是"。这样的做法会帮助学员们侦测到投手的说谎模式。

目的：学员们进入一种专注于视觉和听觉模式的敏锐状态。

讨论：扑克牌玩家会去解读另一个玩家，通常他们有所谓"看穿小动作"的能力，也能发现对方在吹嘘说谎时，不自觉地透露的小细节模式。扑克牌高手擅长侦测谎言。我们可以练习扑克牌高手的策略。获得这样的能力，你也可以打得一手好牌。

心理学家保罗·艾克曼（Paul Ekman），孜孜不倦地研究说谎的模式。他发现了说谎欺骗的一些特质，包括不协调的脸部表情和手势表达，动作只做一半，眼神开始飘移。关于更多信息，请参考《识破谎言》（*Telling Lies*，Paul Ekman，2009）。

通常，当投手离开房间时，我会跟学员们讲这些细节线索，帮助他们学习测谎。

为了增加紧张情绪，艾克曼会付钱请实验对象来欺骗他。增加紧张情绪会使测谎变得容易些。当带领团体做这个练习时，我会告诉投手，如果他可以成功欺骗大家，我会赠送他一个免费的工作坊课程，或是一本书。这激励通常会增加的紧张情绪，导致投手说谎能力下降。

做这个练习，投手最好会讲一种没有人听得懂的语言。这会确保大家无法认真听说话内容，因为听不懂，转而专注在肢体语言或表情动作上。

记住，这个练习的目的是改善模式分辨的状态。团体的讨论应该聚焦于分辨并强化那种状态。

治疗师培训练习 7
（建议：练习完成之后再给学员发讲义）

-

治疗师要发展的状态：对于情绪反应的视觉敏锐度。

形式：整个团体一起进行。一个投手和一个捕手，坐在团体面前；投手背向大家坐着，捕手面向大家坐着。

角色：类似于治疗师培训练习 2，投手简短地描述一个物件，在描述过程中，逐渐隐蔽地传递一种具体的正向情绪或负面情绪。描述要围绕着情绪的发展逐渐增强。捕手安静地用身体与感受到的情绪同频共振。

练习方法：其他团体成员把耳朵捂住，不要听投手的描述。投手自己选择传递正向情绪还是负面情绪。团体成员进入一种视觉的敏锐状态。捕手通过肢体动作与投手传递的情绪同频共振，团体成员猜测这种情绪是正向情绪还是负面情绪。然后重复这个练习，换一个物件来描述，传递另一种情绪。

变化题：主要看看以下情况。

1.重复这个练习，这一次投手讲一个与情绪有关的故事。

2.重复这个练习，这一次投手和捕手面对面坐着，团体成员要观察他们的互动（目的是发展一种了解关系互动模式的状态）。

3.这次换成三人一组，一个人是观察者，而不是大家一起做。

4.团体成员猜测投射出来的是什么情绪，而不是仅仅猜测是正向情绪还是负面情绪。

5.投手颠覆性地讲述这个故事，用"外星语"或单音节。

目的：观察者发展出强化的"视觉敏锐度"。

治疗师培训练习 8
（建议：练习完成之后再给学员发讲义）

-

治疗师要发展的状态： 视觉和听觉的敏锐度，从线索推论主题意义。

形式： 整个团体一起进行。两个投手作为讨论者，坐在团体前面。

角色： 两个投手用同样的外国语言交谈。这种外国语言最好很特别，在场其他人听不懂。

如果不会讲外国语言，投手们可以用"外星语"，或是胡言乱语，或是只用一个音节沟通，只要发出声音就可以。

练习方法： 投手们私下决定一个要讨论的话题——讨论一部电影情节，计划一次旅行，财务管理，等等。投手们讨论这个话题 3～5 分钟，一开始用正常的手势动作，接着逐渐夸张手势动作，尽可能放开手脚地用肢体诠释话题意义。

团体成员试着去确认投手们到底在讨论什么，并讨论他们根据什么线索来猜测这个话题，以及他们如何运用视觉和听觉敏锐度来分辨。

目的： 团体成员分享如何强化自己的听觉和视觉敏锐度，以及从线索推论谈话主题的能力。

治疗师培训练习 9
（建议：练习完成之后再给学员发讲义）

-

治疗师要发展的状态： 反应的敏锐度。

形式： 两人一组。

角色： 一个投手，一个捕手。

练习方法： 投手要讲一个简单故事给捕手听，大概 5～6 个句子，然后捕手重复这个故事给投手听。故事可以是日常生活经验，比如开车上班。然后，投手暂时离开房间，团体领导给捕手指令。

团体领导告诉捕手，当投手讲完故事时，捕手要重复叙述一遍这个故事，尽可能精准，每个句子里都要加一个调整词。比如，投手讲一个去超市买东西的故事。捕手重复这个故事时这样表达：我到一个"很拥挤"的超市；或者，我买了"健康"食品；或者，我也买了"佛罗里达"的橘子。

再次强调，每个句子里都会加一个词。可以随机选择要加什么词，但是词语不要太夸张。

接着，投手回到房间，用5～6个句子告诉捕手一个故事。捕手进入一种敏锐状态，敏锐地观察投手。

当捕手修改这个故事的句子时，要特别注意投手的反应。练习结束时，捕手描述投手对修改做出的身体反应、行为反应。捕手告诉投手，他接受指示要在每个句子里加一个词。

在讨论阶段，捕手适时分享一下那种观察的敏锐状态是什么感受，以及与它相关的现象元素。

变化题：主要看看以下情况。

1. 捕手在每个句子里加一个词，以及一个相对应的动作。

2. 不添加词，只加一个动作。

3. 当重复叙述故事时，捕手尽可能模仿投手的动作和姿势，越像越好。

4. 只用表示类别的词语。比如都用表示声音的词语，或表示感觉、视觉、颜色等的词语。

目的：捕手学习进入观察的敏锐状态。

这个练习是从斐欧拉·史堡林的书（*Improvisation for the Theater*）里衍生而来的。

治疗师培训练习 10
（建议：练习完成之后再给学员发讲义）

-

治疗师要发展的状态：视觉和听觉的敏锐度，注意人际互动的模式及明显的缺乏。

形式：一个投手和一个捕手在团体前面，其他人是观察者。

练习方法：投手和捕手离开房间，团体领导给他们指令。团体领导给投手一个指令——投手要说一个故事，然后让某个部分神秘地消失。投手讲故事时也许完全不使用形容词，也许右手完全不动，就好像右手麻痹了一样。

捕手的工作是访谈投手。捕手给自己设定一个条件，当投手表达一种感受时，要点头、微笑，同时说"嗯嗯"。

周围的观察者要察觉这两人的模式。他们知道这个练习是训练敏锐度的，但是他们不知道细节，不知道要观察哪个类别或模式。

接收指令之后，投手和捕手回到团体里，准备开始练习。投手讲故事，捕手就这个故事访谈投手。故事讲完之后，观察者讨论一下，找出投手和捕手用了哪些模式，以及有什么明显的缺乏。

变化题：每个变化的指令都可以私下下达给投手和捕手。

1. 投手调整讲故事的节奏，只在捕手吐气的时候才说话。

2. 当捕手微笑时，投手重复地运用身体动作，给出一种姿势或表情。

3. 每当投手靠近时，捕手就皱眉头和走开。

4. 捕手不要与投手有眼神接触，尽量避开其眼神。

5. 投手和捕手同步彼此的呼吸频率，或是模仿彼此的脸部表情，等等。

6. 捕手给自己设定一个条件，不断重复一个句子，比如"我不知道，但是……"，观察者要发现多余的句子。

7. 练习开始之前，告诉观察者要关注投手和捕手（投手和捕手面对面坐着），观察他们的互动模式；投手和捕手中有一人会有明显的缺乏。

目的：观察者描述自己体验到的敏锐状态，同时注意投手和捕手之间的互动模式，以及明显的缺乏。

讨论："明显的缺乏"这个概念是一种矛盾比喻，却是可以被理解的。当我在培训学员时，建议他们要发现个案的明显的缺乏，不论是在个人治疗、伴侣治疗，还是家庭治疗中。在很多层面上都会有明显的缺乏，比如身体、心理、人际关系、行为、具体情绪、互动模式，等等。

不使用修饰词，或是不说完整的话语，都是语言模式的明显的缺乏。跟别人沟通时，没有微笑、没有手势、没有脸部表情，这是人际互动的明显的缺乏。

发现明显的缺乏，是一项很不容易的任务。然而，这种能力是可以通过锻炼而得到提升的。通过发现和理解个案的明显缺乏，能大大地提升治疗效果。

觉察互动模式也是不容易的，因为需要一个思考模式，"当……发生了，然后……发生了。"比如，"当他做了 X，然后她就做了 Y。"发现互动模式是很困难的，我们没有适当的词语来描述，我们的词汇通常用来描述内心感受，而不是人际互动中发生的事件的。

比如，如果我问大家"爱"的定义是什么，大多数人会描述一种内心感受，比如一种绽放光芒、热情、仰慕、照顾等的感受。但"爱"其实是一种人际互动活动。

我创造了一个缩写 TOPIAH，作为人际互动的定义。这个缩写拆开的意思是，在另一个人的快乐上获得明显的愉悦感（Take Obvious Pleasure in Another's Happiness）。这里存在一种差别——一个女人回到家，她很高兴老公帮她准备了晚餐，因为她肚子饿了；一个女人回到家，她替老公感到高兴，因为她知道煮饭是老公的兴趣和热情。

一个治疗师如果花上 100 个小时做家庭治疗、伴侣治疗、个人治疗，就很可能发展出观察人际互动模式的能力。

这个练习有数不尽的变化模式。有很多不同种类的明显的缺乏和人际互动模式可以观察。这个练习能扩展你的敏锐状态，包括发现人际互动的次要状态，以及觉察明显的缺乏。各个学派的心理治疗师都可经由发展这些次要状态而受益。

通常，在练习开始之前我不会告诉观察者关于投手和捕手会使用的明显的缺乏，以及人际互动模式这两个类别。我一般在故事说完后，或是要他们猜测之前才会告诉他们，如此一来他们就有个推论点，可以用来猜测。

治疗师培训练习 11
-

治疗师要发展的状态： 从细微线索做推论。

形式： 团体。

角色： 无。

练习方法： 团体中的每个人都读以下这句话，然后推论那本书最后一页的结语是什么。这句话是威廉·林赛·格雷沙姆（William Lindsay Gresham）在《噩梦巷》（*Nightmare Alley*，1946）这本书中的开场白。

一号卡

傻瓜

穿着小丑衣服行走，他的

眼睛闭上，在悬崖峭壁边

在世界的尽头。

斯坦·卡尔里斯远远地站在那个被帆布覆盖着的入口处，在昏黄的日光灯之下，注视着那个笨蛋。

那个笨蛋是一个瘦瘦的人，穿着巧克力色的长袖内衣。他戴着黑色假发，看起来像拖把，棕色油渍在憔悴的脸上纵横，热气蒸腾，满脸污垢，只在嘴角处留下空白。

那个傻瓜靠着监牢的墙站着，在他周遭围绕着一些——一些可悲的——蛇盘绕躺在周围，感受那个夏日的夜晚，烦躁，怒目而视的眼神。一条细长的蛇王试着爬上围墙，然后跌落地上。

斯坦喜欢蛇。他喜欢蛇呈现的恶心，那些蛇要围绕在这么一个恶心的人周遭。外面的人讲话声音越来越高亢。斯坦把他整洁的有着金发碧眼的头转向入口处。

"……他从哪里来。只有上帝知道。他在离佛罗里达 500 英里远的一座荒凉小岛上被人发现。我亲爱的朋友，在这座围墙里面，你将会看见一个宇宙无法解释的神秘事件。他是人？还是野兽？……"

目的： 发展一种推论的状态。

讨论： 这是艾瑞克森医师对我进行早期培训时使用的练习之一。比如，他会给我一份个案写的自传，我只能读前面几行字，推论最后一页写的是什么。在我的书《催眠大师艾瑞克森与他的催眠疗法》(*Experiencing Erickson*，1985）中提到过。

艾瑞克森医师同样也运用《噩梦巷》这本书中的开场白来为我进行培训。他告诉我去读这本书的第一页，然后预测最后一页会写什么。他说他太太和女儿读了这本书，她们很喜欢。当她们把这本书给他时，他读了第一页，就精准地预测到最后一页写了什么。

我没有艾瑞克森医师这种天赋异禀。在他面前，我读了第一页，然后头脑一片空白。我完全猜不到最后一页可能会写些什么。我问他答案是什么，他叫我读完整本书。

当读完这本书后，我返回第一页，重读这一页，一切顿时清楚了，故事的主角的结局，作者在第一页就埋下了伏笔（对有效运用心理治疗伏笔有兴趣的读者，可以在我的书 *Confluence* 里找到一整个章节的介绍）。

人类行为有很多模式，有些由细微互动（小）的元素构建而成，有些由宏观互动（大）的元素组成。人际沟通分析学派祖师爷艾瑞克·伯恩（Eric Berne），是人类行为敏锐的观察大师。他对心理治疗发展的贡献之一是心理游戏的理论，也就是相互作用的顺序，会导致体验到不必要的坏感觉，比如受伤或生气，不断重复发生。他把这种感觉称为"情绪诈骗（racket）"。

有一种心理游戏，伯恩称为"Rapo（雷波）"。其社交互动版本是："我邀请你。你接受邀请。我把邀请收回。"或是，"在事实发生之后，邀请或接受会发生重大改变。"比如，一个生意人提供一个商业提案，其他生意伙伴同意后，其中一人突然决定退出，这会让被抛弃的生意人感觉很受伤。

伯恩说道，当触及一个人在这世界的"存在意义定位"时，这种糟糕感觉就变本加厉了。比如，"我很不好，你很好。"在伯恩的理论里，宏观互动模式是人生剧本。我们可以将其看为一个完整剧情，或是贯穿人的一生的潜意识线索。许多千古流传的故事都是人生剧本的隐喻，这也等同于童话故事，比如《灰姑娘》和《白雪公主》。

伯恩关于心理游戏及人生剧本的研究的核心主题是，**人类行为有一个潜意识的模式和重复性**。了解一个细微互动模式（在这里指的是心理游戏），可以让观察者凭直觉感知到一个宏观互动模式（这里指的是人生剧本）。

艾瑞克森医师认为了解人类行为里的重复性很重要。为了帮助学员发展推论的状态，他建议学员阅读小说，从最后一章开始读起，一路读回到第一章。他希望学员在实际阅读前一章之前，先猜测前一章在讲什么。当然，通过预测下一章的内容，也可以达到同样的效果。

艾瑞克森医师在治疗个案时往往会运用推论。以下是三个案例。

第一个案例：我问艾瑞克森医师以前的一位病患，她与艾瑞克森医师初次见面时有什么感觉。她很惊讶艾瑞克森医师惊人的观察能力，因为他讲的全部正确。他告诉她，"你不是你母亲的最爱，但我感觉你是你祖母的最爱，或是你外祖母的最爱。"

第二个案例：多年以前，我受邀参加一位女士的生日宴会，庆祝她70岁大寿。她的一位好友来跟我说话，因为她知道我是艾瑞克森基金会的主席。她告诉我，她第一次遇见艾瑞克森医师时的感受。她刚一脚踏进艾瑞克森医师的办公室，艾瑞克森医师就告诉她，她很有可能青少年时期都在集中营里度过。对于艾瑞克森医师的料事如神，她感到万分惊讶，她问他怎么会知道这一切。他说，那是她身体呈现的姿态和动作透露的信息。

第三个案例：某个女性治疗师去拜访艾瑞克森医师。他请她写下基本资料。当她在写字时，艾瑞克森医师告诉她，她很有可能不是在美国长大的。她没太在意艾瑞克森医师的猜测。或许他看到她的笔迹跟一般在美国长大的人不太一样。他接着推论，她应该是在欧洲南部长大的。关于这个观察，她也没想太多。她的五官可能透露了这样的信息。但接着艾瑞克森医师说，"你在小时候是很胖的。"这就吓到她了，因为当时她身材苗条。她问他如何得出的这个结论，艾瑞克森医师说是她身体的姿势和动作透露的信息。

在这三个例子里，艾瑞克森医师料事如神。我很确定他并不总是精准的。然而，如果一个治疗师在治疗早期做出精准推论，那很有可能会强化疗效。不正确的推论很快就会被遗忘。

我经常会练习推论的能力。我也许会察觉某人声音的细微变化。我可能偷偷猜测一个人在家里排行老几，或在哪里长大。然后，我会说出我的推论，检验是否正确。

治疗师培训练习 12，可以用来帮助学员进一步发展推论的能力和状态。

治疗师培训练习 12
（建议：练习完成之后再给学员发讲义）
-

治疗师要发展的状态： 从细微线索做推论，从细微线索做猜测。

形式： 两人一组。

角色： 一个人是个案，另一个人是捕手／推论者。

练习方法：

方法一：学员们背靠背坐着。花 3 ～ 5 分钟时间，个案谈论他的办公室／工作环境。推论者进入一种敏锐状态，可以询问关于工作环境的事情。事先不要告诉推论者他要推论些什么。

一旦个案的描述完成，推论者对个案的卧室做 5 个猜测。推论者可以推论这样一些事情，比如：

1. 对卧室的一般描述，比如是否有古董家具或现代家具，卧室是宽敞的还是狭小的。

2. 卧室里的特定家具描述，比如衣柜、床头柜，等等。

3. 衣橱里的衣物是否摆放整齐。

4. 在卧室的墙上都有什么物件，比如海报、相框、艺术品，等等。

5. 推论者对卧室做出具体猜测。是否有电视机？是否有蜡烛？书籍？或是相片？

方法二：两人角色互换，面对面坐着。新的个案只动口不出声音地描述他的办公室／工作环境，花 3 ～ 5 分钟。同时表情和动作都保持正常，不夸张。个案只动口，不发出声音，就像正常说话一般。推论者回答以下关于新个案的问题：

1. 个案在家庭里排行老几——老大、中间、老幺；唯一小孩？

2. 个案平常是否定期运动？

3. 个案是否喜欢动物？如果喜欢动物，他喜欢哪种动物？

4. 个案是在城市长大还是在乡村长大？

5. 个案在家里最喜欢哪个房间？

6. 个案的嗜好是什么？

7. 个案在青少年时最大的创伤是什么？

8. 个案最常体验的负面情绪是什么？

9. 推论者对个案做一个猜测，比如个案是否喜欢购物？谁是个案最喜欢的家人？平均来说，个案每晚睡多长时间？

变化题：主要看看以下情况。

1. 推论者描述自己通过什么线索、什么样的思考模式来做出推论。

2. 推论者自我反思在将来如何增进自己从细节推论的能力；同时，反思自己可能错过了什么线索，有哪些情况是没有推论到的。

3. 全然单纯地做推论，没有任何描述，比如方法二中的办公室描述，只靠视觉线索来推论关于个案的一些事情。

4. 团体成员里最会做推论的人是谁，大家可以模仿和学习他的强项，以及他的推论思考策略。

5. 在没有任何预知信息的情况下，反过来由个案去推论推论者的一切。

目的：注意个案的模式，并从细微线索推论。发展出一种推论（侦探）状态。

讨论：一个人如何推论出别人小时候受过创伤？

我的一个好朋友艾雅拉·派恩斯（Ayala Pines，1945—2012），是一位以色列社会心理学家，也是最早研究工作耗竭现象的学者。她做了一个研究（Pines，2002），调查了三种职业人群——护士、老师和企业家。她问他们，为什么会选择这种特定职业。

她得到一个结论，护士选择当护士，因为想要帮助别人；老师选择当老师，因为想要孕育英才；企业家选择当企业家，因为想要竞争，收获成功。这些选择是存在意义的目标，会影响一个人是否有过多压力，产生工作耗竭。

只要他们的存在意义目标得到满足，这三种职业人群都能够适当地处理压力。当他们遇到挫折，无法满足存在意义时，工作耗竭就会产生，或许是他们自己能力不足，或许是在工作中遭遇阻力。

当护士没有办法帮助病人，当老师无法启发学生，当企业家无法做到最好时，工作耗竭就产生了。并不是压力导致工作耗竭，是无法满足存在意义而带来的挫败感会产生工作耗竭。

接着，派恩斯博士做了一个额外调查，关于参与者的背景。她发现，护士在青少年时期最常见的创伤是在一个混乱的环境里成长。而老师最常见的儿时创伤是丢脸被羞辱。或许他们笨手笨脚，或许他们太在意自己外表不好看。企业家在青少年时期最常见的创伤是竞争。成长背景和早期创伤对职业选择的影响很大。

他们的职业选择会与他们的成长背景相反。护士会选择很有秩序、一切都在掌控中的环境，老师大部分时间都是站在学生前面，接受学生近距离的观察，而企业家的竞争是为了做到最好。因此，一个人选择的职业对疗愈儿时创伤是很重要的。可见，通过一个人的职业，我们可以运用推论式思考来了解其儿时可能受过的创伤。

推论是一种模式，"如果 X，就会有 Y。"比如，如果这个人是一个老师，或许他在小时候曾经发生过很丢脸的事情，受到过创伤。艾瑞克森医师是推论式思考的大师。推论是我们要发展的最重要的敏锐状态之一。

发展推论状态时经常是练习、失败，再进行更多练习。

在文学上，推论的代表人物是夏洛克·福尔摩斯（Sherlock Holmes）。他也是通过勤奋练习来提升他的能力的。在《巴斯克维尔的猎犬》（*Hound of the Baskervilles*）的开场一幕，福尔摩斯和华生找到一根手杖。详细研究这根手杖的纹路雕刻，他们构建了手杖主人的个人档案。当手杖的主人来领回他的手杖时，福尔摩斯和华生发现自己错得很离谱，他们详细地检讨自己的推论思考，重新训练他们的推理能力。

对于一个人最常见的糟糕感觉，我们可以推论出细节。当人们被阻挠时，他们通常会表现一种具体的坏感觉。比如堵车的时候，有些人会忍不住生气，有些人会感到恐惧，有些人会显得沮丧，等等。就像伯恩指出的，**相互作用的顺序通常会导致一种重复发生的情绪结果。**熟悉感是人类行为里的一大动机。人们可能会寻找一种熟悉的坏感觉，就算是不好的情绪反应。

那么，家庭结构和成长环境背景又如何呢？这会影响一个人的行为吗？这会如何影响一个人对于时间的感受？成长在都市里，可能对时间会有种急迫的感受："我现在就要。"在乡村长大的人，可能对四季变化会有更深刻的感受："我们需要些时间让事情自然发展。"

艾瑞克森医师经常会询问他的个案的家庭结构。他也会问他们是在乡村还是在都市里长大的。除了这些信息之外，他很少在治疗开始前再问其他信息。通过个案对治疗的反应，艾瑞克森医师会获得进一步的评估信息。与其花很长时间做完整的评估，倒不如让个案立即参与到改变的过程里。在传统医学上，必须要有完整诊断才能够做治疗，但是在心理治疗情境里，治疗方法胜过评估诊断。

在访谈过艾瑞克森医师的许多病人之后，关于他的乡村取向风格，我找到两个相关的例子。

一个18岁刚结婚的女士，我们称她为"珍"。她来找艾瑞克森医师治疗，是因为她一直跌倒。她的病症没有任何脑神经科学可以解释。珍喜欢与艺术有关的学习，她嫁给了一个专横跋扈又爱控制人的男人，她丈夫从事技术工作。

珍在她的婚姻中存在自立问题。艾瑞克森医师并没有给予这样的诠释，这个诠释可能是对的，但不见得有效。艾瑞克森医师建议这对夫妻离婚，暗示他们并不适合彼此。然而，他们因为宗教原因想要继续这段婚姻，因此艾瑞克森医师替他们规划了家庭计划。

珍的跌倒症状在几个月内有明显好转，还怀孕了。艾瑞克森医师告诉珍，她暂时不需要接受治疗了，但同时也提醒她，她40岁的时候，可能需要更多的心理治疗。

为什么艾瑞克森医师会做出这样的推论呢？作为一个在乡村长大的男孩，艾瑞克森医师了解四季的变化。作为一个伟大的精神科医生，他知道在人生的循环里，问题总在转折点上接踵而来。

杰·海利（Jay Haley）是第一个发现这个事实的人。他把这个观点放在他的著作《不寻常的治疗》（*Uncommon Therapy*，1973）里，他把艾瑞克森医师的治疗案例集结成册，按照人生关键转折点来排列顺序，比如小孩的出生、小孩去上学、一个年轻人离开家庭等。

当珍到了 40 多岁时，她打电话给艾瑞克森医师，想要做治疗。当时艾瑞克森医师已经过世，因此他太太把她转介给我。珍又开始跌倒了。她的小孩已经长大离开家，她再也无法在她的婚姻里站立得住。接续艾瑞克森医师所做的治疗工作，我建议珍发展一个爱好。我建议她养配种狗，结果她很满意自己生活的调整，不再跌倒了。

第二个艾瑞克森医师的乡村取向风格案例，我也在其中。

我当时正在跟艾瑞克森医师讨论某个工作坊里的一个特殊催眠，其中的细微互动关系，参考我的著作《催眠大师艾瑞克森治疗实录》（*A Teaching Seminar with Milton H.Erickson*，1980）。我们暂停讨论，因为艾瑞克森医师要去拍一张全家福，他的外孙女刚诞生，名字叫劳拉。劳拉的母亲洛克萨妮，以及艾瑞克森医师的太太都会在照片里。我是负责拍照的人。

艾瑞克森医师坚持要等一下，等他太太回屋拿来一个木刻的猫头鹰小雕像才能拍照。这是艾瑞克森医师送给他外孙女劳拉的出生礼物。然后，艾瑞克森医师坐在他的轮椅上，怀中抱着小劳拉，同时展示了猫头鹰小木雕。艾瑞克森医师坐中间，他太太坐一边，洛克萨妮坐另一边。

当我们拍完照片，继续讨论那个特殊催眠时，艾瑞克森医师跟我说了刚刚拍照时他的策略思考。劳拉的乳名是"尖叫"，因为她的巨大哭声，就像猫头鹰的叫声一般。艾瑞克森医师还说，16 年之后，那时他可能早已不在人世，而小劳拉会看见这张照片。这会给她带来复杂的情感和回忆——从她小时候到她青少年时期。

他认为，加上一个木雕小猫头鹰，会带来深刻的人性感受，让照片温暖许多。那个木雕猫头鹰是一颗种子，在很多年之后都会让人有深刻的情感体验。

艾瑞克森医师的策略性思考反映出他出身农村的背景。一颗小小的种子，可能要花很多年的时间才会长成大树，硕果累累。拥有一个时间方面的长远观点，对治疗师而言很有益处。有些治疗方法只在适当的时期有效。艾瑞克森医师的观点是从他父亲那里学来的。他父亲是个农夫，90多岁时还在种小树苗，因为他想要看到果树结满果实。

在推论成长背景时，时间概念是有用线索。当量身定制时，治疗方法最有效。比如，跟一个都市长大的人讲的隐喻，是有别于跟乡村长大的人所说的隐喻的。

家中出生排行顺序可以从一些行为上推论而得。有很多研究文献指出，出生顺序会影响人格特质。如果你对这一点有兴趣，可以参考弗兰克·萨洛韦（Frank Sulloway）的研究，以及他的著作《天生反叛》（*Born to Rebel*，1997）。老大可能比较害羞，更聪明也更传统。中间排行的小孩可能比较反叛，老么可能比较配合。

这只是一般倾向，在人格特质上还有很多其他因素会造成影响。然而，在我教导治疗师的培训工作坊里，有很大一部分的学生是家中老大。在他们青少年时期，负责照顾较年幼的弟弟妹妹（替爸妈分担责任），这会造成他们进入一个专业领域，负责照顾别人。

治疗师培训练习 13

-

治疗师要发展的状态： 从细微线索推论，发展平行类推思维。

形式： 两人一组，维持与治疗师培训练习 12 同样的伙伴。练习 12 和练习 13 可以依序进行，不换人。

角色： 两个人既是观察者 / 推论者，也是个案。

练习方法： 每个人用类推方式描述自己，"作为一个＿＿＿＿＿＿，我会是＿＿＿＿＿＿。"用以下分类。

- 饮料。

- 一件衣服。

- 一件家具。

- 一件艺术品。

- 身体的一部分。

写完自己的描述之后，每个人再写另一个清单，回答以下问题：你觉得你的伙伴会如何描述你？用以下分类。

- 饮料。

- 一件衣服。

- 一件家具。

- 一件艺术品。

- 身体的一部分。

都写完之后，每个人再写第三个清单，回答以下问题：你会如何描述你的伙伴？用以下分类。

- 饮料。

- 一件衣服。

- 一件家具。

- 一件艺术品。

- 身体的一部分。

两人分享彼此写的清单。关于你的伙伴，你用什么线索来支持你的猜测？你进入什么样的状态？

变化题： 主要看看以下情况。

1.与一个陌生人做这个练习。花些时间观察这个人。

2.在伴侣咨询里运用这个练习，提升夫妻双方的参与度。

目的： 发展类推思维；注意类推模式及如何从这些模式进行推论。

治疗师培训练习 14

-

治疗师要发展的状态： 对接收到的多重信息保持警觉。

形式： 三人一组。

角色： 两个投手，一个捕手。

练习方法： 捕手坐在两个投手中间。投手们面向捕手坐着。每个投手各自选择一个话题，然后跟捕手聊天，就好像另一个投手不存在一样。聊天的语速最好比平常慢一些。

捕手必须同时与两个投手流畅地聊天，做出响应，或开启话题，不可以忽略任何一个投手。事实上，捕手是带着两个话题维持聊天。投手们只跟捕手聊天。参与者应该避免问问题，因为这有可能造成两个单独的对话。

变化题： 当团体领导给出指令，彼此轮流交替角色（捕手变成其中一个投手，其中一个投手变成捕手）。

目的： 通过实际体验发展出一种可以同时处理多重沟通信息的能力。

这个练习是从斐欧拉·史堡林的著作 *Improvisation for the Theater* 中衍生而来的。

治疗师培训练习 15
（建议：练习完成之后再给学员发讲义）

-

治疗师要发展的状态： 对预设立场影响效果的敏锐度。

形式： 一个学员站在全体学员面前。

角色： 选择一个学员作为投手。

练习方法： 学员们进入一种敏锐的观察状态。投手有个隐藏的任务，要讲一个关于自己小孩泰瑞的模糊故事，同时不可以讲明这个小孩是男孩还是女孩。故事讲完之后，观察的学员写下他们的想法和预测，关于泰瑞的一些事情——泰瑞的年纪、长相、嗜好、情绪，以及性别。

目的： 在接下来的讨论中，观察者可能体验到观察的自身偏见所带来的影响。

讨论： 我们都有预设立场，就是存在于头脑中的脚本，帮助我们快速评估该如何适当地行动及反应。大多数时间，预设立场都很有效。有时候，预设立场会限制我们的选择。

这个练习是从艾瑞克森医师与我讨论的一个案例里衍生而来的，这个案例在《催眠大师艾瑞克森与他的催眠疗法》这本书里也有记录。

一个精神错乱的病患戏弄她的治疗师，她花了很长时间描述她的小孩，小孩有个名字，但没有告知治疗师小孩的性别。这个病患是为了戏弄而戏弄。

艾瑞克森医师建议那个年轻治疗师带着初学者的心态去见病患，试着不从受限的预设立场或学术理论中去了解病患。

1978 年，我请艾瑞克森医师写一段名言，要放在第一届艾瑞克森催眠治疗学派国际大会的手册里。他写道："每个人都是独一无二的。因此，心理治疗应该要为个人的独特需求量身制定，而不是将个人塞进人类行为的假设理论里，不要削足适履。"我们珍贵的理论可能提供宝贵的观点，但那个观点可能限制你的选择。

结论：治疗师培训练习 3—15

在许多专业领域和生活情境里都需要非常敏锐的观察力。对心理治疗师而言，发展敏锐的观察力是一生的追求。然而，敏锐的观察力是一个概念，必须通过体验来发展，无法通过教条式的演算来习得。这是一种生存在世上的本能，而不是技能。

敏锐度是一个大分类。它是一个复杂的综合体，由许多次要的状态组成，不是单一个体。我们最好聚焦在元素上，比如对细节的观察，对互动的观察，以及专注力。当我们获得足够的元素，大的分类就可以被体验到。

我们可以为每一个元素创造体验式练习。如此一来，我们就创造了一个互相连接的网络，进而产生概念："我可以有更敏锐的观察力。"这个概念可以转换成一种状态——敏锐的状态："我的观察更加敏锐。"接着，一种身份被创造出来："我是一个观察敏锐的人。"

我创造出具体的敏锐度练习，用来发展特定的敏锐度的次要状态。这些练习培养特定的概念。一个人一旦体验到足够多的概念，那个分类项目及伴随的身份认同就会出现。

在治疗师培训练习 3—15 中，我们把敏锐度区分为 12 个概念：

- 观察多余、不必要的部分。
- 了解和运用模糊。
- 从初学者的思维方式开始。克服自己的预设立场，以及扭曲事实的倾向。
- 体验细微的改变如何深刻地创造意义的改变。
- 观察视觉画面细节。
- 发展听觉专注力。
- 发展视觉专注力。
- 观察听觉和视觉模式。
- 分辨出互动模式（当有"X"，就有"Y"）。
- 注意明显的缺失。

- 发展推论能力（如果有"X"，那就会有"Y"）。从细微线索里推论出来。

- 观察并处理同时进来的多重信息。

这些治疗师培训练习用来锻炼敏锐的观察能力。很少有人能够精通所有治疗师能力，并随心所欲运作。通过参与这些练习，个人可以发现自己的强项，并且聚焦于改善弱点。

尽管敏锐度仅仅是治疗师可以发展的众多状态里的一种，但本书有许多练习归类在这个项目中。从整体来看，敏锐度的练习可以作为治疗师培训系统的全方位模式，通过体验取得元素，以诱发一个大的项目。这同时也是治疗过程中如何进行治疗的主轴模式。

我们不妨思考一下，这些敏锐度的练习如何应用在问题和解答上。举个例子，我们来看一下抑郁和快乐。

从一个特定角度来看，我们可以把抑郁症看作一种疾病。但是从社会心理建构的观点来看，抑郁症的诊断是一个大的分类项目，一种使复杂事物易于沟通的便利建构。抑郁症可以看作一种综合症状，不是由单一元素，而是由许多元素组成的，在每个人身上都是独一无二的。

比如，一个人出现以下这些元素的汇集时，可能会认为自己抑郁了。比如：内心被情绪困扰，感觉低能量，被黑暗的想法和回忆吞没，感觉无法简单地享受快乐，封闭自己不跟别人接触，缺乏目标和行动力，认为自己是受害者，总是很悲观。而另一个人只有三四个元素，却一样感觉自己很抑郁。

在任何情况下，我们要建构一种社会层面的治疗方法，最好是治疗小元素，而不是去处理大的分类项目。

相似地，快乐也是一种便利建构。它可以由以下元素组成：保持视觉上的灵敏，充满活力，有愉悦的想法和回忆，可以简单地享受快乐时光，参与人际互动，追求有意义的目标，相信在自己的生活中可以扮演英雄，总是保持积极正向。

一个人要达到快乐的境界不需要拥有所有元素，只需要足够的元素就可以体验到快乐。当你跨越那个门槛，就会真实地体验到快乐以及伴随而来的状态，产生身份认同感。

治疗师可以通过体验式练习诱发元素，去提升整体的美好感受。聚焦于产生一种具体的深刻感受，可以带来整体性的改变。简单来说，治疗师可以通过启动次要状态（元素）来帮助个案成为更快乐的人。一旦抑郁的个案发现自己有更多的笑声，能更多地参与人际互动，注意到周遭发生的事情，等等，就会开始拥有快乐的人格特质。

治疗师可以把个案的问题分解成元素，做成地图，设计一些体验式的任务，唤醒理想的元素。这个过程可以让个案感受到活力，体验分类项目的改变，从负面感受转换成正面感受。

治疗师培训练习可用来模仿艾瑞克森医师的直觉天赋状态。到目前为止，我们探索了三种状态：体验式的状态，引导导向，敏锐的观察力。接下来的练习，要体验艾瑞克森学派的另一种概念和状态，学习一个新的项目——成为策略性思考者。

治疗师培训练习 16—29

简介

1973 年，杰·海利介绍了策略疗法，他说治疗是一种策略，治疗师要有一个治疗目标在心里，然后朝着那个目标前进。他的治疗理论跟当时的治疗主流相冲突。当时的主流聚焦于精神分析学派和人本主义，看重洞察洞见和立即的经验。

杰·海利是艾瑞克森医师的第一代大弟子。杰·海利的策略疗法受艾瑞克森医师的影响很大，艾瑞克森医师当时运用的是心理治疗界前所未见的一种策略发展治疗方法。艾瑞克森医师的计划是，通过阶梯渐进式的策略过程，来增强概念化目标的体验。

策略的发展对概念化沟通很重要。许多艺术性沟通的本质都是有策略的。剧作家会运用"伏笔和照应"的技巧；作曲家会运用策略发展来强化乐曲主题，演说家会运用策略来建构演讲的完美句点。对治疗师而言，重点不在于是否属于策略学派。当需要诱发一种状态时，治疗师必须运用策略技巧。第一步是创造一个健全、理想的目标。

在几十年前的一堂演员表演的训练课上，关于结果导向的思考，我得到了永生难忘的经验。我们每个学生都要背熟一段台词，然后在课堂上表演（所有演员在试镜时，讲台词是很重要的一关）。

轮到我上台背诵台词时，我像根木头般站在全班同学面前，傻傻地开始背诵。背到一半时，老师突然打断："萨德，你的目的是什么？"我说我是个好学生，所以我的目标是正确地背诵我的台词。

老师引导我去思考，我想带给观众什么样的感受？我想表达什么样的情绪？我是想要观众开怀大笑，还是希望他们站在我这边？我想要他们感受到我的焦虑吗？我突然顿悟、豁然开朗了。

在往后的岁月里，当我要做催眠引导时，我会在心中构想我想要达成的策略效果。在单纯的谈话治疗里，我也会做类似的事情。

当时我的老师并没有就此停止她的建设性批评。她进一步解释说，"萨德，你没有妥善运用你的肢体。""我的肢体？我应该要用我的肢体做什么？"教我心理学的老师和督导们，总是告诉我治疗师不应该用身体来干扰治疗的过程。他们会说，治疗的力量来自未经修饰的言语。

在那堂表演课之前，我总是遵照心理学老师的教导，规规矩矩地坐在我的治疗师座椅上，遵循心理治疗的传统，身体尽量保持不动。但是在那堂表演课之后，我开始策略性地在治疗过程里运用我的身体动作和面部表情。

在催眠引导中，就算个案眼睛是闭着的，看不到我的动作，我也会运用非语言的沟通（肢体动作）。我的目的是强化沟通效果。

我举些艾瑞克森医师的细微变化案例。

记得在 20 世纪 70 年代中期，我很害羞地打电话给艾瑞克森医师，想要安排一个行程去凤凰城拜访他。在打电话给他之前，我畏畏缩缩地想了很久。最后我终于鼓起勇气打给他，艾瑞克森医师接了电话。我很忐忑地说，"艾瑞克森医师，你好，我是杰弗瑞·萨德。""杰弗瑞！"他很兴奋地响应着，就好像遇见一个亲密的老朋友一般。

如果你观看过艾瑞克森医师做催眠的影片，就会看到他经常在微笑，尽管他的个案闭着眼睛。他的微笑有策略性目的，用来传递他看见个案成长蜕变的喜悦心情。

艾瑞克森医师是我遇到过的最厉害的目标导向疗愈沟通者。他建构他的治疗沟通就好像诗人写诗的方式一样——每个字句、每个姿势，都精心用来诱发独特的体验。

我们很难相信，微治疗可以在一个小时的潮起潮落之间就精心建构完成，但是艾瑞克森医师就是能做到凡人无法完成的事。1980 年，我编辑了《催眠大师艾瑞克森治疗实录》这本书。这本书基本上是艾瑞克森医师一周培训课程的详细文稿。艾瑞克森医师的说话方式非常标准，逐字稿几乎不需要太多校正。

在这本书的附录里，有我和艾瑞克森医师长达 5 个小时的对话讨论，关于他在工作坊里所做的 50 分钟催眠引导，内容非常错综复杂。在我们的讨论中（这个讨论发生在工作坊结束几个月之后），他分析每个细节，并指出他的意图是什么。

在分析的某个时刻，我停止录像带的播放，询问艾瑞克森医师一件事。艾瑞克森医师打断我，"她正要开始谈论她麻痹的手臂。"这个个案，我们称她为莎莉，在催眠引导的前半段，通过催眠她的手臂麻痹不能动。

这样做有两个目的：一个目的是，她手臂的麻痹是一种催眠现象，用来说服她自己，她正在催眠状态里；另一个目的是象征性地暗示她要保护自己，这是一个深层的治疗主题。这看起来不太可能，我不觉得在经过好几个月之后，艾瑞克森医师还会记得与莎莉谈话中这样细微的情节。

我请他解释一下他的推论。他让我再重放一次录像带。他接着指出，在某个片刻他刻意地移动他的左手手臂一两英寸。就在我重放录像带之前，他推测，莎莉的眼角余光一定看到他的手臂移动，这会让莎莉思考并想要谈论她自己麻痹的手臂。结果真的和艾瑞克森医师推论的一模一样。

作为一个非常精准的沟通者，为了得到想要的结果，艾瑞克森医师勤奋不懈地编织他的沟通全貌。他付出的努力，在那些被他疗愈过的人身上都产生了深刻影响。

对我而言，我从来没有在生命里感受到有如此多的爱。艾瑞克森医师超凡入圣的精准和精心打造的这一切，造就我的这种感受。在我过往的体验里，没有哪个人只为了触碰到我的内心深处，如此孜孜不倦地努力。

治疗师培训练习 16—29 是用来诱发有效沟通的概念和状态。我们会探索语言和非语言技巧。有些练习是通过单独训练某部分能力来提升治疗师专业水平。注意，这就像去健身房分别锻炼不同肌肉群，用来提升整体体态发展一样。

策略性沟通的其他层面还包括，通过浓缩、萃取，以及多层次沟通来强化信息传递，并且叠加元素来额外强化目标。比如，如果一个治疗师的强项是运用同理心，我们可以通过一些方法来帮助他精进，比如改变说话声音的特质、加上一些手势动作、运用比喻，等等。

就像乐曲的创作一般，一个重复音符的简单技巧，或是加上一个优美的装饰音符，可以加强悦耳的感受。在创作《第五交响曲》时，贝多芬采用了一个简单主题，通过重复调整旋律、音色，以及和谐音，通过增加乐器或减少乐器，来使这个优美乐章更加生动活泼。加深交流是诱发概念、状态和身份认同的有效途径。

艾瑞克森医师对人类的重要贡献之一是，毕生钻研如何强化沟通的深度和广度。当我们要在心理层面沟通（包括情绪、概念、状态）时，强化沟通信息是一种最佳治疗师状态，我们可以随心所欲地进入这种状态。

强化一个概念化信息有成千上万种方式。以下练习提供了一些方法，可以帮助练习者精细地强化沟通信息，比如运用手势、触碰、声音，按部就班的发展顺序，引导导向，刺激一个动机产生，创造正向归因，采用诗韵风格，改变说话的声音、语调、方向和速度。还有其他精微巧妙的强化沟通信息技巧，比如在催眠时讲故事、量身定制等（请参考Zeig, 2014）。

这个系列的练习，有些可以运用在督导培训，或治疗情境角色扮演中。但是，我们的主要目的是帮助治疗师发展一种策略化思考的状态，强化沟通信息。

练习结束后，学员应该互相讨论如何分辨并提升治疗师的状态。

治疗师培训练习 16
（建议：练习完成之后再给学员发讲义）

-

治疗师要发展的状态：为了策略性效果而沟通，引导导向，提升隐性反应能力。

形式：三人一组。

角色：两个投手，一个捕手。告知捕手会有一些轻微的身体触碰，要事先取得捕手的同意。

练习方法：捕手闭上眼睛。不要告诉捕手投手们的目标是什么。投手们进入引导导向的状态，轮流对捕手做放松引导。

一号投手只能用语言做放松引导，不能用任何手势、动作或肢体语言。使用的语言只能是与放松有关的字眼，但不能直接说"放松"。"放松"的同义词也不能使用。比如，投手谈论房间温度时可以这样表述："你可能注意到在空气中弥漫着静止的感觉。""房间里温暖，是很舒服的。""可能有种好奇的感觉，全然专注在沉重的氛围上。"

二号投手只能用触碰做沟通。比如，他将手轻轻地放在捕手的肩膀上，温柔地压下。

每次放松引导都是短暂的：一号投手说一两句话，然后换二号投手用一个动作沟通。这个练习会连续做 10 ～ 15 次短暂的放松引导。练习结束后讨论引导导向的状态。

变化题：主要看看以下情况。

1. 在团体领导的指令下，投手们交换角色。

2. 在团体领导的指令下，投手们同时给予放松引导，一个是语言的，另一个肢体的。

3. 我们可以改变目标：可以是一个"催眠现象"目标，比如改变注意力、改变感受强度，或体验解离。

4.目标可以是一种情绪、一个概念，或是一种状态——快乐、有斗志、好奇，等等。

5.改变三人角色，每个人尝试不同的角色。

目的： 投手们单独提取并发展单一能力——语言沟通，或是非语言沟通（肢体动作），或学习礼物包装目标的技巧。捕手学习观察自己对语言和非语言沟通的反应。

一般来说，我们通过关联性暗示话语及肢体语言，来强化信息传递。

治疗师培训练习17

-

治疗师要发展的状态： 为了策略性效果而沟通，多层次沟通。

形式： 三人一组。

角色： 一个投手，一个捕手，一个教练。

练习方法： 捕手闭上眼睛。投手给捕手做一个催眠引导来诱发放松状态，在话语之间要有较长停顿（如果投手对催眠技巧不熟悉，可以用渐进式放松来代替）。当投手停顿的时候，教练给投手一个建议，在语言之外加上一个具体的元素。比如，教练可以这样说，"接下来，在沟通放松的同时，加上一个动作。""……加上一个脸部表情。""……加上一个手势。""……加上一种姿势变化。""……在说话声音里加入一些韵律改变。""……现在改变一下你呼吸的速度。""……现在发出一个没意义的声音。""……现在改变你们两人之间的距离。"

这个过程持续到教练给出 10 ~ 15 个具体的建议才结束。

讨论一下运用多层次沟通的状态。

变化题： 主要看看以下情况。

1. 团体领导指示投手和教练改变角色，然后继续这个练习。

2. 不再用放松作目标，而用一种情绪、一个概念，或是一种催眠现象作为目标，比如改变注意力、改变感受强度、诱发解离状态，或是诱发最细微的反应。

3. 在唤醒捕手的过程中运用一种技巧，比如"在沟通中同时加上一个动作，让捕手清醒过来"。

目的： 学习策略性地运用非语言方式加强沟通，体验一下这样做的效果如何。

这个练习从斐欧拉·史堡林的著作 *Improvisation for the Theater* 中衍生而来。

治疗师培训练习 18A
（建议：练习完成之后再给学员发讲义）

-

治疗师要发展的状态： 为了策略性效果而沟通，多层次沟通。

形式： 两人一组。

角色： 一个投手，一个捕手。

练习方法： 团体领导告知捕手会有两个简短且相似的催眠引导，然后请捕手暂时离开房间，私下给投手进一步指示（或在练习开始前给投手讲义，让他事先阅读）。投手要做两个类似的催眠引导，在两个催眠引导过程中短暂地唤醒捕手。

每个催眠引导包括 10 个简单的专注引导句（比如渐进式放松），以及 5 个确认引导句。这两个催眠引导之间唯一的差别是，投手在其中一个催眠引导中刻意地、间歇地微笑，在另一个催眠引导中则完全没有笑容。笑容意味着"我很高兴看到你的愉快感受以及你的成就"（学员可以运用以下的催眠引导脚本）。

在完成两个催眠引导后，捕手反馈一下这两个催眠引导的差别在哪里。我们问捕手，"你比较喜欢哪一个催眠引导，为什么？"最后再揭晓答案给捕手。

催眠引导脚本

你可以闭上眼睛……

你可以做一个深呼吸……

你可以把注意力放在内在……所以你可以……探索内在感受……

你可以……发现放松的模式……

然而我不知道现在你身体的哪个部位感到最放松，有最有趣的感觉，而且有越来越鲜明的感受……

或许你可以……在你的大腿上……体验到放松……

或许你可以……在身体里……探索放松的感受……

或许你可以……享受……你的头……放松下来了，

然而你无法体验到……所有正在发展的放松感受……

而你的潜意识心智可以帮助你……体验那个改变的模式……

当我现在跟你说话，

你的呼吸速度改变了……

你的脉搏速度改变了……

你吞咽口水的感觉不一样了……

你的身体移动的感觉不一样了……

你的眼皮跳动不一样了……

现在，做一个或两个或三个深呼吸，然后完全恢复清醒……全然地清醒。

分享与讨论投手和捕手的状态。

变化题： 主要看看以下情况。

1.在其中一个催眠引导中，投手不笑，而是不时发出"啊哈"这样认可、赞同的声音。

2.当捕手眼睛闭着时，投手运用一个不一致的动作来做其中一个催眠引导，比如触碰自己的右脚大脚趾，左手拇指按着鼻子，或不时打哈欠。

3.投手不期待捕手在第一回合里达成目标，但是在另一回合里期待捕手达成目标。

4.在其中一个催眠引导中，当捕手闭上眼睛后，投手运用手势来帮助口语的表达。

5.在其中一个催眠引导中，投手做一些与口语暗示完全相反的手势或动作。

目的： 体验动作改变的微妙效果。建立对动作的反应。体验内隐归因的具体效果。

治疗师培训练习 18B
（建议：练习完成之后再给学员发讲义）

-

治疗师要发展的状态： 为了策略性效果而沟通，归因。

形式： 两人一组。

角色： 一个投手，一个捕手。与练习 18A 的伙伴相同，角色互换。

练习方法： 团体领导告知捕手会有两个简短且类似的催眠引导，然后请捕手暂时离开房间，私下给投手进一步指示（或在练习开始前给投手讲义，让他事先阅读）。投手做两个回合的催眠引导（与练习 18A

类似）。

第一回合，在捕手闭上眼睛之后，投手与捕手的呼吸速度同频，并且在身体距离上与捕手靠近一些。第二回合，捕手同样闭上眼睛，投手没有配合呼吸速度，身体保持较远的距离。

练习结束后，投手首先做一个强烈归因，真诚地强调当保持一定距离的时候，催眠状态明显在加深。接着，投手询问捕手是否注意到两次催眠引导的差别。在讨论的最后，投手才跟捕手坦承两次催眠所做的呼吸同频和身体距离的改变。两个人讨论归因所造成的结果和效果。

催眠引导脚本

闭上你的眼睛……

你可以进入内在……

你可以专注在身体的……放松……

或许你可以……发现你的双脚……平衡地……踏在地板上……

当你做个深呼吸，你可以……专注在你双脚的温暖和放松……正在逐渐发展……发展到你的大腿上……体验到……这是多么轻松……多么容易……

当你发现双脚的……温暖和放松，你可以做一个简单呼吸……允许那个放松和温暖……逐渐发展到……身体其他地方……

而你无法全然体验到……温暖和放松可以在你的双手……手臂……和手掌发生……

而当你注意到这些感受——放松和温暖……

当你体验到这些感受——温暖和放松……

你可以做个简单的深呼吸，允许那个放松和温暖逐渐……专注在……你的心思上……

而当我在跟你说话时，有些改变正在发生……

可能是一种全心全意的温暖……在身体的中心里……

你的心思可能在另一个地方，跟之前的地方不一样……

你的脚好像离你的头脑更远……

你的肩膀可能感觉轻松些……

在你的太阳穴周围可能有种凉爽感觉正在发生……

现在，花点时间做一个或两个或三个深呼吸……完全恢复清醒……全然地清醒。

变化题： 投手做两个一模一样的催眠引导。投手在练习结束之后指出，其中一个催眠有更深的催眠状态，可能是捕手更没感觉的那个催眠。在唤醒捕手之后的立即讨论中，投手带有同理心、真诚地坚持，这两个催眠引导有很大差异。

比如，投手说："你在第一个催眠进入得更深。有 4 个现象指出这一点：你的呼吸速度变慢了，你的脉搏改变了，你吞咽口水的反射动作改变了，你有更多快速动眼现象。"投手可以接着问，"你为什么会进入更深的催眠呢？""你感觉我做了些什么，使你更深刻地感受到深度催眠？"

然后，投手让捕手讨论这两个催眠体验的差异。讨论之后，投手把真相告诉捕手。或许，捕手会不经意地把催眠结果归因到投手身上，坚持说，"不，你在第一次帮我做催眠时真的非常不一样。"

这个变化题的目的是研究归因造成的效果和结果。

目的： 体验平行沟通带来的微妙效果。构建捕手的身体反应。同频共振。发现归因的奇特效果。

治疗师培训练习 19
（建议：练习完成之后再给学员发讲义）

-

治疗师要发展的状态：发展比喻式思维，传递一个多层次沟通信息，体验预设立场的影响。

形式：两人一组。

角色：一个投手，一个捕手。

练习方法：私下分别给投手和捕手指示。告知捕手在心中设定一个假想的问题，比如轻度抑郁症、轻度焦虑症、亲子教育问题。他可以期盼一个强烈有效的催眠引导，以减缓他设定的问题症状。捕手不要把假想的问题讲出来，在心里记住就行。

告诉投手，他将要面对一个有点难搞的个案，消极却带有一点攻击性。他的任务是做一个视觉催眠引导。

当两人面对面时，告诉投手做一个 5 分钟的视觉化想象引导，不需要讨论任何问题。这个引导聚焦于一个鲜红色、不规则凸出形状、隐藏在大雾里的物件。我们告诉投手，这个画面代表着一种消极并带有攻击性的愤怒。

我们运用这个视觉画面有两个目的：聚焦注意力，象征性地平行沟通投手预想的捕手的问题。在给捕手做一个详细的催眠引导，描述完毕所有视觉画面细节之后，投手渐进式地改变那个视觉画面，包括改变物件大小、增加白色、让画面慢慢消退、移除大雾，等等。在消化吸收完这个调整画面之后，投手即可结束练习，让捕手恢复清醒。

在讨论部分，团体领导指示投手给捕手解释，在练习一开始，捕手在行为上是如何消极又带有攻击性的。然后，投手和捕手讨论一下这个催眠如何影响捕手预设的问题，是否有减轻症状。最终，讨论彼此被指派的角色和任务，给大家解释所有给予的指示。

目的： 体验我们头脑里的预设立场如何影响（或没有影响）结果。

治疗师培训练习 20

-

治疗师要发展的状态： 为了策略性效果而沟通，多层次沟通。

形式： 两人一组或三人一组。

角色： 一个投手，一个捕手，一个评论员（如果是三人一组的话）。

练习方法： 捕手闭上眼睛。捕手要保护自己，不要太过脆弱。捕手对催眠效果的体验不做深入研究。

投手做催眠引导，目标是诱发放松状态。投手发出 10 ～ 15 个简单暗示，每句话之间停顿一下。在每句话之后，投手用第一人称描述自己的身体状态，用过去式说法来表达，比如，"放松你的脚。""当我这样说的时候，我让自己的声音变得柔和。"或者，"放松你的膝盖。""当我这样说的时候，我移动我的头倾向你那边。"投手可以用两种不同的语调——一个是用在催眠上，另一个是用在额外评论上。

在练习之后，投手跟捕手分享一下运用平行沟通是怎样的感受。然后，捕手可以分享自己的体验感受。记住，练习的重点是提升投手使用多层次沟通的能力。

变化题： 主要看看以下情况。

1. 三人一组做练习，其中一人担任评论员角色，描述投手所做的改变。评论员可以用第二人称"你"的说法，比如，"当你提到催眠深度时，你压低了语调。"

2. 捕手角色扮演一个问题。投手在治疗过程里，每个句子都提供额外的评论描述。或者三人一组，评论员描述投手所做的一切改变。

3.三人一组做练习，两个投手，一个捕手。在一号投手讲完一句话之后，二号投手给一个第三人称"他"的额外评论，比如，"他现在头向你的方向倾斜了一点。"然后，二号投手给一句催眠引导，一号投手再给一个额外评论。这样轮流说话，各 10～15 句话，然后结束练习。

4.三人一组做练习，有一个评论员。评论员负责在每句话之后评论投手和捕手两人的行为与动作。

5.在评论的过程里，评论员要强调投手与捕手的互动模式，比如，"当你（投手）身体向前倾斜时，他（捕手）做了个深呼吸，然后肩膀放松下来。"或是，"当你（投手）放慢你的说话速度时，他（捕手）放慢了呼吸速度。"或是，"当你（投手）身体向前倾时，他（捕手）的身体也跟着向前倾。"

6.在前面 5 句话，评论员述说投手的身体动作或语调改变；在后面 5 句话，评论员述说捕手反应行为的模式，比如，"当他做那个 X，你做这个 Y。"

7.四人一组做练习，一个投手，一个捕手，两个评论员。

目的：投手探索自己的平行沟通能力，以及强化沟通信息的效果如何。

这个练习是从斐欧拉·史堡林的著作 *Improvisation for the Theater* 中演变而来的。

治疗师培训练习 21
-

治疗师要发展的状态：为了策略性效果而沟通。多层次沟通。

形式：三人一组。

角色：两个投手，一个捕手。

练习方法：捕手闭上眼睛。投手慢慢地说话，投手们轮流用"外星语"对捕手做催眠。一号投手用"外星语"传达一种放松的信息。二号投手用"外星语"传达一种放慢速度的信息。比如，催眠暗示可以是放慢动作、放慢呼吸速度、放慢思考过程，等等。

投手们最好是进行具体的思考，比如，"要放慢什么东西？""要放松哪个部分？"投手们要用身体来传递信息——运用肢体动作来沟通。脑海中有个具体目标，运用肢体动作沟通。

练习结束后，学员们分享他们学到了什么，运用肢体动作沟通的效果如何。

变化题：主要看看以下情况。

1. 在团体领导的指示下，一号投手和二号投手角色互换。

2. 结合治疗师培训练习20与练习21，有投手用"外星语"做催眠，在句子之间停顿一下；捕手负责体验催眠；评论员在每个建议后给投手额外的口头指示。

3. 让这个催眠过程成为交互式的沟通。投手用"外星语"问问题，被催眠的捕手尽可能地用自己的理解来回答问题。

4. 使用"外星语"给出闭上眼睛和恢复清醒的建议。

5. 选择其他目标，有别于"放松"和"放慢速度"，比如想象具体的视觉画面，或回想鲜明的儿时故事，诱发动机或承诺，等等。

6. 整个催眠过程只使用"外星语"。

7. 不使用"外星语"，只是语调变化。

8. 不使用"外星语"，只使用单一音节，比如"哒哒哒"。

9. 发出"哼哼哼"的声音，而不是使用"外星语"。

10. 在治疗角色扮演情境里，使用"外星语"、语调变化，或是单一音节，比如，暗示个案"戒烟"或"少吃一点"。

11. 在角色扮演里，运用"外星语"进行系统脱敏，或眼动脱敏与再加工治疗。

12. 两人一组。投手用"外星语"来达成三个目标中的一个——放松、视觉画面、鲜明回忆。不要告诉捕手目标是什么。在练习结束后，询问捕手体验到哪个目标。

13. 在角色扮演治疗情境中，治疗师只能用声音来响应，比如"哒、呜、喔、嘎"，避免一些较常用的声音，比如"嗯，哼"。

目的： 投手们要发展非语言方法，引导导向目标。通过运用音调、语速和强调（平行沟通）来构建对方的身体反应。注意平行沟通的效果。

治疗师培训练习22

-

治疗师要发展的状态： 为了策略性效果而沟通，多层次沟通。

形式： 三人一组或四人一组。

角色： 两三个投手，一个捕手。

练习方法： 告知捕手练习当中可能会有肢体接触，需得到捕手的同意。捕手闭上眼睛。每个投手用一个词语来做催眠，同时通过平行沟通的方式来增强沟通。一号投手用"放松"这个词，二号投手用"聚焦"这个词，三号投手用"专心"这个词。

这个词可以讲一次，或是重复讲几次。投手可以运用不同的平行沟通方式，比如音调、语速、声音的方向、强调语气，以及肢体触碰，等等，来指出声音方向、声音强度，诱发催眠效果。投手们轮流做催眠引导。每个投手做10个不同的变化。

变化题： 主要看看以下情况。

1. 投手们运用催眠来产生想要的反应和效果，每个投手要用具体的语调或声音变化，比如发出"嗡嗡"的声音，或是制造拍手的声音。

2. 投手们只用肢体接触的方式来创造催眠现象，改变聚焦、改变感受强度、诱发解离现象，以及诱发细微的身体反应。

3. 在一连串的催眠之后，团体领导指示投手们同时说话并进行催眠引导。

4. 捕手一开始眼睛是睁开的。一号投手一开始的催眠引导是想办法运用"聚焦"这个词来暗示捕手闭上眼睛。

5. 捕手在眼睛睁开的情况下进入催眠状态，投手们用手势作为线索来沟通。

6. 只能选择用一个词，投手们想办法逐步开发一个催眠现象目标，比如手臂漂浮、让捕手产生身体反应。

7. 在唤醒捕手恢复清醒的过程中，只能运用关键词"放松""聚焦"和"专注"。

8. 五个人一组做练习（包括四个治疗师和一个个案），角色扮演一种"治疗情境"，过程中按顺序运用这四个词，"聚焦""放松""记住""整合"。每个治疗师只能用一个词做治疗。个案在一开始先讨论要处理的问题是什么。

这个练习也可以是两人一组，一个个案，一个治疗师，治疗师只能用这四个词做治疗，看哪个词最适合当时情境。

9. 两人一组做练习，投手只能用"是的"，以及每句话里都要有"没错，就是这样"来做练习。这个词和这个句子可以重复使用很多遍。

10. 角色扮演治疗过程。治疗师只能使用以下问句：谁？什么？何时？在哪里？如何做？为什么？为什么不？

目的：投手学习创造力状态。投手学习如何运用平行沟通的方法，而不是使用说话内容来诱发捕手体验目标反应。投手学习礼物包装技巧。

治疗师培训练习 23

-

治疗师要发展的状态：为了策略性效果而沟通。多层次沟通。

形式：两人一组。

角色：一个投手，一个捕手。

练习方法：投手只用下面这句话做催眠引导，"你可以让自己沉浸在催眠体验里。"捕手重复这句话，把"你"这个字改成"我"的说法。比如：

> 投手：你可以让自己沉浸在催眠体验里。
>
> 捕手：我可以让自己沉浸在催眠体验里。

投手需要说 10 遍这句话，每次在不同的地方做强调，比如音调改变或停顿等。每次重复述说时，投手要致力于诱发独特的反应。在说这句话之前，投手要决定目标是什么，比如诱发回忆、诱发感觉、诱发画面，等等。

这个练习不要有身体接触。我们运用音调的改变、语速的改变、声音方向的改变等各种不同方式来说这句话，每次重复都带有不同目的。

投手在说这句话时可以有四种改变：增加简单的强调词，比如"真的""非常""全然"，以及"现在"；偶尔在句子中叫对方的名字；述说句子里的某个词一两遍；只说句子的某个部分，而不讲完整的句子。记住，投手在说话前就要清楚自己想要达到的目的是什么。

变化题：主要看看以下情况。

1. 捕手不重复述说投手的话语，只是被动地接受这句话。

2. 三人一组做练习，两个投手轮流做催眠引导。二号投手说以下句子，"你可以（穿插说捕手的名字），很自然地对任何暗示放松的话语有反应。"

3.三人一组做练习，一个人当教练，教练负责重复投手的某个词语，并改变音调、语气。

4.三人一组做练习，一个人当教练，教练负责重复投手和捕手的某个词语，并改变音调、语气。

5.三人一组做练习，有一人当"回音"，坐在捕手后面。为了提供反馈信息，"回音"模仿投手的话语、强调语气和动作。

6.运用连接词。在句子的开头使用连接词，比如"以及""或者""但是""当"等（关于连接词的重要性，参考 Zeig, 2014）。

7.在每次说话之前，投手先用一两个词告知捕手他的意图是什么，比如"放松""增加深度""专注内在""构建身体反应"等。

目的：投手学习通过平行沟通（重复某个词语，但是语气不同）来创造并润饰催眠暗示。

治疗师培训练习 24

-

治疗师要发展的状态：为了策略性效果而沟通。多层次沟通。

形式：三人一组。

角色：学员 A 是一号投手，也是三人当中最有催眠经验的人。学员 B 是捕手。学员 C 是影子投手（"回音"），也是三人当中最不会做催眠的人。

练习方法：捕手闭上眼睛。一号投手做一个催眠引导，用 10～15 句话（或是做一个渐进式的放松），每讲一句话就停顿一下，然后影子投手立即重复说一遍。影子投手要尽可能地保持一号投手原汁原味的说法，包括话语内容、身体姿势、动作、音调、表情，等等。

变化题：主要看看以下情况。

1.在团体领导的指令下，三个人角色互换。

2.影子投手扮演"督导"的角色，提供各方面的强化效果，包括声音、动作、表情、话语内容等，强化投手的沟通信息。影子投手传递一号投手的基本信息，做一些细微的正向调整或改变。

比如，影子投手一字不漏地重复说一遍一号投手的话，只在身体动作上做个小调整。或是反过来，影子投手全然模仿一号投手的身体动作，而在字句上做个小调整。之后，一号投手可以模仿影子投手所做的调整或改变，然后再开始下一个催眠引导句。影子投手要强化一号投手的信息，而不是单调地重复一遍。

3.影子投手强化催眠暗示，用来增强催眠目标，比如改变注意力、改变感受强度、创造解离现象，或是刺激细微的反应。

目的：一号投手和影子投手学习如何强化信息。

治疗师培训练习25

-

治疗师要发展的状态：沟通进而产生策略性效果。多层次沟通。

形式：三人一组。

角色：一个投手，一个捕手，一个配音员。练习进行三轮，每个人都可以体验不同角色。

练习方法：捕手闭上眼睛。投手对捕手做一个催眠引导。用一个简单的跟随和带领的方法进行，比如，"你现在坐在椅子上，你可以闭上双眼。""你的双脚踩在地板上，你可以放慢呼吸的速度。"

说话要遵照以下模式：投手说每句话时必须运用手势动作，手势动作可以稍微夸张些。配音员站在投手的后面。过一小段时间，投手停止口头沟通，只用肢体动作沟通。投手可以只动嘴巴而不发出任何声音。配音员根据投手的动作来进行配音。

投手必须用手势和动作来带领，以帮助配音员正确地配音。当投手跟配音员天衣无缝地配合时，这个配音就算成功。他们会从语言和非语言（身体动作）方面体验到跟随和带领。

变化题：当团体领导给出指令时，投手和配音员交换角色。

目的：聚焦于信息的输出，获得理想结果。强化手势动作的使用。

这个练习是从斐欧拉·史堡林的著作 *Improvisation for the Theater* 中衍生而来。

治疗师培训练习 26

-

治疗师要发展的状态：成为策略性治疗师，强化信息。

形式：三人一组。

角色：两个投手，一个捕手。

练习方法：这个练习帮助你锻炼 SIFT 过程——设定（Set up）、治疗主轴（Intervene）、跟进（Follow Through）。

投手通过策略性发展过程，也就是这个 SIFT 三步骤方法来诱发目标，跟随（设定），目标（治疗主轴），以及激励（跟进）。治疗的主要目标是"夹心三明治"，介于跟随和激励步骤之间。跟随可以通过一个简单的、直接的真实句来完成，以捕手的行为作为基础。

以下是三个目标。

1.创造催眠状态。投手做一个催眠引导：诱导捕手聚焦于内心状态，修正内心感觉的强度，创造解离现象，提供细微线索以诱发身体反应。

2.增加催眠状态强度（给予催眠暗示，增强捕手参与的深度）。

3. 诱发鲜明清晰的回忆。

注意，我们通常会用邀请的口气来做催眠引导。你也可以每一次增加一点儿变化，重复以上三个目标，但要照着这个顺序一步一步做。

当我们为了个人的目标制定一个理由时，可以激发个人动力。要激励捕手，常用的一个方法是运用关联词"因为"，然后在其后面加上相关的理由来激发动力。在练习开始之前，捕手可以告诉投手们自己比较喜欢的催眠方式，如此投手们就可以帮捕手量身定制有效的动力来激发催眠。

以下是三步骤过程的例子。

（跟随）你正看着我……

（目标）你可以闭上眼睛……

（激励）……因为专注在内心里是一件这么美好的事。

（跟随）你的眼睛闭起来了……

（目标）……你可以感觉到内心的舒适如何逐渐增加……

（激励）……因为有这么多美好的感受等着我们去发现。

（跟随）……你可以注意到你的眼皮在自然地跳动着……

（目标）……然后你可以……睁开你的眼睛……体验到许多新鲜的经验。

（激励）……因为能够转换一个新观点和新视野是一件很棒的事。

这个练习是一种双重催眠引导。在一号投手完成完整的"夹心三明治"催眠引导后，二号投手接着讲类似的话语。

在团体领导的指令下，适时交换角色，所以每个人都可以体验不同的角色。练习后的讨论要聚焦于描述治疗师本身如何进入一种策略性治疗师的状态。

变化题： 主要看看以下情况。

1.投手们致力于建立一种可以连接设定、治疗主轴、跟进的关系，比如，"你的手（hand）可以放松下来（设定），你可以轻易地（handily）放松下来（治疗主轴），因为你的潜意识可以带给你（hand you）许多愉悦的感受（跟进）"。

2.投手们选择多样目标，改变行为和心理上的目标。一开始使用一个行为目标，比如眼睛闭起来；接着是一个心理目标，比如建立舒服的感觉；再然后是一个行为目标，比如放慢呼吸的速度；再是一个心理目标，比如增强舒服的感觉。

目的： 帮助大家体验——当我们策略性运用一个戏剧化过程时，就算是简单的目标也可以被强化。

治疗师培训练习27
（建议：练习完成之后再给学员发讲义）
-

治疗师要发展的状态： 为了策略性效果而沟通。多层次沟通。

形式： 两人一组。

角色： 一个投手，一个捕手。

练习方法： 捕手闭上眼睛。投手帮捕手做一个催眠引导。不要告诉捕手会使用什么方法催眠。练习结束后可以给捕手讲义。或者是捕手先暂时离开房间，团体领导给投手解释游戏规则。

这个练习使用3个句子一组的渐进式方法。渐进式方法有一个主题，以及许多不同的变化；并不是单纯重复。比如，"你正在学习重要的事情……那些事情真正会牢记在心……那些事情提供新的意义。"

运用渐进式组合有 4 个催眠方面的目标：改变注意力、改变感受强度、催眠解离，以及建立隐性反应。

练习结束后讨论策略性状态。

变化题：使用渐进式方法来给治疗提供建议，比如角色扮演一个问题——感觉自己没有办法戒烟，或是恐惧坐飞机。把渐进式方法运用在重要的治疗主轴上。

目的：强化信息。用渐进式方法给聆听者提供一个更好地消化与吸收概念化信息的机会。

治疗师培训练习 28A

-

治疗师要发展的状态：强化信息。善用隐喻。

形式：两人一组。

角色：一个投手，一个捕手。

练习方法：下面介绍两个练习。

练习一：捕手扮演个案，带着一个简单问题，比如中度的焦虑、抑郁、坏习惯，或是亲密关系问题。投手用简短的语句响应，多使用手部动作——用手势表达同理心，也就是表示理解捕手的情绪感受，比如，"你正在感受的就像这样（做手势）……""或是像这样（做另一个手势）……"

投手要用比喻式的思考，"捕手那个深层的情绪表达像什么？"不论捕手做什么样的情绪表达，投手都要反馈对方，并且用象征式的动作来夸张那个反馈。投手要限制自己说话的字数，最主要是运用手势。话语就像"框架"，手势才是主要的沟通方式。

持续练习至少 10 个主题。慢慢做。彼此讨论一下感受到了什么？什么"状态"被唤醒了？记住，这个练习是用来发展投手的状态的，并不是要疗愈捕手。

练习二：角色互换。投手用声音响应捕手的问题，而不是用手势。无论捕手表达了什么情绪，投手都要用最简单的字句回应对方，发出一个声音或是发出一连串的声音来强化回应。可以是喉音，可以是一些音节、一段音乐、一段歌唱、一个口哨，等等。至少在 10 个主题上做这个练习。

目的： 学习运用手势和声音。手势和声音都是沟通信号。信号会诱发情感，而不是语言。创造活灵活现的隐喻。通过加强视觉和听觉来提升同理心。

治疗师培训练习 28B
-

治疗师要发展的状态： 强化信息。善用隐喻。顺势而为。

形式： 两人一组。

角色： 一个投手，一个捕手。

练习方法： 这是治疗师培训练习 28A 的延续。回到你一开始的角色。

练习三：捕手角色扮演一个个案，带着一个简单问题，比如焦虑、抑郁、坏习惯，或是关系冲突。投手用一个简单的句子回应，顺势而为地使用一个物件来表达对捕手情绪信息的理解，表达同理心，比如，"你现在感受到的就像这一个物件（运用物件）……""你的感受更多像另一个物件……"

投手要用比喻式的思考，"捕手那个深层的情绪像什么？"不论捕手做什么样的情绪表达，投手都要给予富有同理心的回应，同时用一个物件的象征动作来强化那个回应。这个物件可以是随手可得的东西，比如铅笔、眼镜、咖啡杯。投手可以选择不同的物件，或是重复使用同一物件。

投手要尽量少说话。在这个练习里，说话是次要的，顺势而为地运用物件是主要的。

至少练习 10 个主题。慢慢做。讨论一下彼此的体验是什么？什么"状态"被诱发了？记住，这些练习是用来发展投手的状态的，而不是疗愈捕手的。

练习四：角色互换。投手通过询问例外情况来响应捕手的问题，比如，"当你做得更好的时候（当你更快乐时），这就像什么？""这还会像什么？"投手可以运用手势、声音，以及物件来强化例外情况的体验。解答中包含了一些元素，这些元素是什么？学习把它们象征化地表达出来，创造活灵活现的隐喻。

变化题：投手用动作来回应捕手的问题。

目的：强化信息。练习三，强化同理心。练习四，强化焦点治疗效果。任何治疗学派的治疗方法，都可以通过体验来强化。

治疗师培训练习 29
强化信息演练

-

治疗师要发展的状态：强化信息，多层次沟通。

形式：三人一组。

角色：一个投手，一个捕手，一个教练。

练习方法：捕手闭上眼睛，投手做一个催眠引导，让捕手放松下来。在规律的间隔里，教练给投手提供以下多变建议：

- 提供一个策略性的空白停顿。
- 策略性地改变说话的速度。
- 策略性地改变身体姿势。

- 运用吟诗的音调。

- 运用渐进式风格（每次重复都带有一些变化）。

- 使用手势来强调。

- 策略性地加入声音。

- 策略性地运用模糊语句。

- 增加视觉画面的使用。

- 使用隐喻。

- 在沟通里加入连接词，使句子变得更长。

- 使用三步骤过程 SIFT。

在团体领导的指令下，教练和投手交换角色。

变化题： 不再做一个催眠引导，而是角色扮演一个问题。

目的： 投手亲身体验强化沟通信息会带来什么感受。

治疗师培训练习 30—35

简介

这个系列的练习会提到状态的几个不同领域，包括量身定制、礼物包装和心理层面的沟通——如何通过一些附加的概念来强化沟通信息。这些是比较大的分类项目，我们无法在本书中详细描述，这里只是提供一个简单的概观。

第一个概念，量身定制。意思是用个案的体验式语言来沟通。要做到这一点就需要评估个案的人格特质，包括语言的元素、人际互动模式、感官感知的倾向，以及重要个人历史。要量身定制，我们需要考虑个案的价值观、行为模式和习惯。能够把量身定制做到炉火纯青的人，通常可以快速地了解对方的世界地图——对方所在的位置是正向积极还是负面悲观的。

比如，一个人很看重为别人服务，而另一个人看重照顾自己；一个人喜欢赞美别人，而另一个人倾向于抱怨。一旦我们了解了一个人的价值观和倾向，就可以通过对方的滤镜来量身定制沟通信息。

如果一个人看重艺术，可以用艺术化的方式引导。如果一个人持续抱怨又想要戒烟，可以建议他，当他有抽烟的冲动时，试着去找一个人抱怨一番（最好是，抱怨一些别的事情，不要牵扯抽烟）。

第二个概念，礼物包装，我们在接下来的练习中会深入探讨。

第三个概念，强化心理层面的沟通信息。治疗师应该知道，个案所说的和个案心里所想的可能不一样。治疗师经常会给个案解释，他话中的真实含义是什么。弗洛伊德的名言是，"本我（id）在哪里，自我（ego）就在哪里。"然而，如果个案很有智慧，说一件事实际上又意味着另一件事，那么治疗师也应该同样机智。

运用多层次沟通，可以激发个案的独特体验。这是一种创造许多线索的方式，最终，个案会带着一种满足的成就感，把这些线索串联在一起。

教条式的信息可以帮助学习，但是体验式的方法，对提升治疗师的能力更有效。

治疗师培训练习 30
浓缩精华汤 1

-

治疗师要发展的状态：量身定制。

形式：三人一组。

　　角色：一个捕手，两个投手。

　　练习方法：捕手提供与自己有关的三个正向形容词，比如仁慈、乐观、乐于助人。捕手闭上眼睛。两个投手做一个双重催眠引导，或是渐进式放松，一人一句话轮流进行。

　　一号投手用 20 个字说一句话，其中必须用捕手刚刚讲到的三个正向形容词中的一个。二号投手接着一号投手的话继续说，一样也要用到捕手刚刚讲到的三个正向形容词中的一个。然而，二号投手只能用 19 个字说一句话。投手们轮流交替做催眠引导，每次都比上一次要少一个字，同时还要包含三个正向形容词中的一个。当其中一个投手只能说一个词时，也就是只能说一个正向形容词时，练习结束。

　　提醒，正向形容词可以稍微修改，比如，"美丽（beautiful）"可以改成"全然美丽（beauty full）"。"负责任（responsible）"可以改成"能够反应（response able）"。许多字词有双重意义，比如，"打开（open）"，可以用来表达一种态度，或是一种动作。

　　捕手可以反馈量身定制的效果感受，也可以反馈当这些正向形容词被量身定制地传递给他时，他的感受是什么。投手们可以分享将信息量身定制地反馈给捕手是什么样的体验和感受。投手们进入一种量身定制信息的心理状态里。

　　变化题：主要看看以下情况。

　　1.捕手提供三个简单的个人目标，比如舒服、放松、有斗志，而不是说正向形容词。投手们每次说话时都要包含其中一个目标在句子里。

　　2.捕手提供两个目标和两个正向形容词。投手们每次说话都要包含其中一个目标或一个正向形容词。

　　3.捕手提供三个形容词，描述他以前的催眠体验。

　　目的：体验量身定制，同时把目标牢记在心。

治疗师培训练习 31
浓缩精华汤 2

-

治疗师要发展的状态： 礼物包装，量身定制。

形式： 三人一组。

角色： 一个捕手，两个投手。

练习方法： 捕手闭上眼睛。投手们轮流说话，做一个谈话式双重催眠引导。这是催眠治疗里的自然疗法，我们不会刻意定义个案是否在催眠状态里。投手们的目标是要诱发放松状态。投手们要合作无间地讲一个连贯的故事。

在故事开讲之前，投手们可以事先商量好故事的内容、主题和角色。一号投手开始讲故事，只可使用 20 个字，或许需要用手指帮忙数一数，才不会超过字数。为了放松的目标继续努力，二号投手从一号投手结束的地方接着讲故事，只能用 19 个字。投手们轮流交替，每次都要比上一次少一个字。当其中一个投手只能说一个词的时候，练习结束。

角色互换。在第二回合，捕手描述一种个人兴趣，投手们继续讲故事，必须直接或间接地在每句话里提到这种兴趣。在第三回合，捕手描述一个简单的个人目标（除了催眠放松之外的目标），投手们轮流讲故事，帮助捕手感受那个目标。

捕手根据自己的体验，描述一下当收到一个礼物包装的信息时的感受。投手们可以通过自己的体验，描述通过一个故事来礼物包装（引导导向）信息是什么样的感受。

目的： 礼物包装，并把目标牢记在心。根据个人的价值观、目标和兴趣来量身定制信息。

治疗师培训练习 32
（建议：练习完成之后再给学员发讲义）

-

治疗师要发展的状态： 量身定制。同频共振。

形式： 两人一组。

角色： 一个捕手，一个投手。

练习方法： 捕手保持眼睛睁开。投手提供一个简短的催眠引导，运用渐进式放松，或是积极视觉想象方法。不要事先告知捕手会使用什么样的方法。捕手先暂时离开房间，团体领导给投手解释练习的过程。

要用什么方法来进行催眠引导是由投手决定的。在练习开始前有一个关于兴趣和嗜好的简短访谈。提供两个短的催眠引导，其中一个催眠引导，投手从一开始就通过镜像模仿，与捕手的身体姿势和动作同频。这个模仿不能让人起疑心。你可以延迟一秒钟再模仿，做的动作不要一模一样。比如，如果捕手头偏向某一边，投手的头也可以稍微偏向一边。另一个催眠引导不需要同频。

角色互换。新捕手先暂时离开房间，团体领导给新投手解释练习的过程。在练习开始前进行一个关于兴趣和嗜好的简短访谈。提供两个短的催眠引导，其中一个催眠引导，投手从一开始就与捕手细微地同频。投手用精练的方式做镜像模仿，只在捕手吐气时说话，调整自己眨眼皮的速度等方面跟捕手一样，和捕手的自然说话速度保持一致，模仿捕手的语言模式，等等。另一个催眠引导不需要模仿。

讨论隐性的同频共振状态。

变化题： 运用这个过程来设计一个治疗目标，比如戒烟或消除坐飞机的不安。

目的： 隐蔽地与另一个人同频，来刺激反应加强。精妙地建立同盟关系。

治疗师培训练习 33

-

治疗师要发展的状态： 礼物包装，心理层面的沟通。

形式： 三人一组。

角色： 三个人都是投手，每个人轮流说三四句话。

练习方法： 在整个练习过程中，三个人都想象自己怀里温柔地抱着一个婴儿，并轻轻地摇摆着身体。在说话过程中，每个人用三四句话来描述客厅里的一个家具，但是这个沟通里必须精妙地隐藏一个性暗示。比如，在描述一张桌子时，可以谈到发现光滑柔顺的桌脚。

在说话的同时，还要确保那个"想象的怀中婴儿"是舒服的，不会发现那个描述的隐藏含义，也不会受到打搅。

大家必须进行多层次沟通，分享一下这样做的感受。

目的： 体验多层次沟通。

治疗师培训练习 34

-

治疗师要发展的状态： 礼物包装，心理层面的沟通。

形式： 三人一组。

角色： 三个人都参与谈话，每个人轮流讲三四句话。

练习方法： 大家从一个小孩的角度开启一段谈话。他们都想象旁边就站着一个大人。他们在谈论一个玩具，但是他们的沟通隐藏的信息是，"别让任何人知道这个秘密"。大家要含糊地从小孩的角度聊天，所以那个想象的大人不会知道他们实际沟通的信息是什么。

大家必须组织一个多层次沟通，分享这样做的感受。

目的： 体验多层次沟通。

治疗师培训练习 35
（建议：练习完成之后再给学员发讲义）
-

治疗师要发展的状态：多层次沟通。

形式：三人一组。

角色：一个投手，两个捕手。

练习方法：捕手们先暂时离开房间，团体领导告诉投手该怎么做。捕手们回来后，投手对两个捕手做同样的催眠引导。投手分别同时（尽可能同时）对两个捕手说话，建议其中一个人感受放松，建议另一个人手臂漂浮（或是生动地回忆）。投手分享一下，同时在不同层面上对不同人说话是怎样的感受。分享完之后角色互换。

变化题：主要看看以下情况。

1.投手对两个捕手使用稍微不同的说话音调。

2.投手跟正在说话的那个捕手呼吸同步，只在他吐气时说话，转过头来再跟另一人呼吸同步。

3.每个捕手讲述一个催眠目标。投手要根据捕手的催眠目标量身定制催眠引导。

目的：体验多层次沟通。

治疗师培训练习 36—42

简介

以下 7 个练习用来发展顺势而为的状态。顺势而为是艾瑞克森学派最核心的原则。顺势而为是解决方案的根基。

顺势而为是一种效能哲学。它处在心理问题的对立面，心理出现问题就是因为缺乏顺势而为的能力。在治疗里经常会出现这样的情况，个案感觉自己没有能力和资源去改变或克服问题。而治疗师可以通过实际体验给个案展示，这样的资源确实存在。在生活的整体层面上，确实有一些东西可以被正面运用。艾瑞克森医师所有个案的疗愈都是基于顺势而为，这是创造改变的关键。

胡安·庞塞·德莱昂（Juan Ponce de Leon）并没有在美国佛罗里达州找到不老泉水，但是艾瑞克森医师在美国凤凰城找到了顺势而为的生生不息泉源。对治疗师而言，顺势而为是一种长生不老药，是一种对抗筋疲力尽的解药，是一种保持精力旺盛、充满活力的"仙丹"。创造力是顺势而为的副产品。

艾瑞克森医师的众多案例都点出，顺势而为是创造力的老祖宗。有这样一个著名的案例，有个精神分裂的病患自称耶稣，他积极地给医院的所有员工和病患传教，要他们信仰基督教。艾瑞克森医师跟这个病患讲，"先生，我听说你是一个很优秀的木匠工人（耶稣曾做过木匠工人）。"当病患确认这种说法时，艾瑞克森医师邀请他去医院的木工部门帮忙，让病患参与对社会有贡献的事情。这里，艾瑞克森医师就是顺势使用病患的隐喻。

顺势而为是一种状态，而不是技巧。当我们在做治疗时，这是第一种重要状态，也是治疗师的核心催眠状态。治疗师进入顺势而为的状态，成为一个"随时准备好"的人，准备好对任何情境做出积极正向的反应。

为了发展顺势而为的状态，必须反复做以下练习。治疗师培训练习36或许是本书中最重要的一个练习，所以更要多加训练。

提醒：有一个关于顺势而为的演讲，里面有一段治疗师培训练习36的示范。当时我在南加州大学担任教授，这是一段行为科学影片。另外，还有一个影片是我和理查德·西蒙（Richard Simon）的对话，他是美国《心理治疗协会》的编辑，我们讨论了艾瑞克森医师在1964年的催眠大会上所做的一个催眠示范。这段影片让我们看到，艾瑞克森医师是从顺势而为状态来做催眠治疗的，而不是从技巧层面来做催眠的。

治疗师培训练习36

-

治疗师要发展的状态： 顺势而为。

形式： 三人一组。

角色： 一个捕手，一个投手，一个教练。

练习方法： 这个练习是用来锻炼投手的发展的。捕手只是投手练习说话的对象，教练则是"提供干扰"的人。你将会看到，教练和捕手都是帮助投手的人，在练习结束后他们会给投手提供反馈。

捕手闭上眼睛。捕手要懂得保护自己，不让自己受伤。投手一开始做一个催眠引导，最好是"顺势而为"的催眠引导，运用捕手的行为和周遭环境来帮助诱发催眠状态的产生——引导注意力、改变感受强度、诱发解离现象、建立隐藏的细微反应（如果不熟悉催眠技巧，投手可以做一个放松引导，也就是视觉化想象引导，或角色扮演治疗过程）。

在催眠开始几分钟之后，教练用以下类别清单给投手下达指示，每隔30～60秒换一个词。教练提供8个指示，每个类别给两个指示。

• 教练说一个房间里的物件，比如桌子、椅子、窗户。

• 教练说一种正向或负面内在状态或情绪，比如舒服、好奇、紧张。

• 教练说一个刺激的声音，比如拍手两下、弹一下手指、脚用力踏地板。

- 教练说一个随机的名词，比如微信、汉堡、足球、南美洲。

每个类别教练都说两个指示，比如两个房间物件、两种内在情绪等等。每个指示需要间隔30～60秒，并要让这个指示无法预期。投手必须要把教练所给的指示立即运用到催眠引导中，然后继续建立催眠。在一小段时间后，教练再出其不意地给下一个指示。

投手可以运用文字游戏、成语、同义词、谚语等。比如有开门的声音，投手可以顺势而为地说，"你可以打开感官的大门。"如果有东西掉落到地上的声音，投手可以接着说，"事物可以自然地落下，归回到原本所在之处。"

如果教练的指示词是"地板"，投手可以说，"你可以让自己脚踏实地地感受自己越来越舒服自在，更踏实。"如果教练说的词是"南美洲"，投手可以顺势而为地说，"你可以不停地探索边界，继续在你的内在旅行，直到你安住在心里，有一种舒适的感觉。"

在这个练习过程中，投手要发展出属于自己的顺势而为状态。这种状态就像其他状态一样，比如催眠的状态、感兴趣的状态、好奇的状态。在练习结束时，投手描述自己那种顺势而为的状态是什么感受。

在练习结束后，捕手和教练提供行为反馈（听觉和视觉的反馈），比如投手的声音听起来如何，投手在最佳的顺势而为状态里看起来怎样。这些反馈会帮助投手种下"心锚"，在以后可以随时取用其顺势而为的最佳状态。捕手不用谈论自己的催眠感受。这个练习要聚焦于投手体验自己的顺势而为状态。

这不是一个简单的练习，很多时候投手感觉是在"笨手笨脚"地进行，而不是从容优雅地顺势而为。但是，投手有8次机会去体验顺势而为状态的主观感受。短暂地体验到顺势而为的感受是一个好的开始，将来可以将顺势而为的状态发展到身体记忆里。

角色交换，重复这个练习，每个人都有机会当投手、捕手和教练。

目的：体验顺势而为的状态。不要试图用头脑去理解顺势而为是一种技巧，最好的方法是去体验顺势而为是一种状态。

治疗师培训练习 37

-

治疗师要发展的状态：顺势而为状态。

形式：两人一组。

角色：一个捕手，一个投手。

练习方法：投手用自己喜欢的方式做一个催眠引导。可以用顺势而为的催眠引导。一个顺势而为的催眠引导包括将对方的行为反馈给对方，朝着催眠现象的方向发展（在专注力、感觉强度、解离、行为反应上诱发改变）。

在催眠状态发展出来之后，每隔几分钟的时间，投手让捕手反馈以下问题，"你现在体验到的是什么呢？"或者，"现在你感觉内在发生了什么？"投手把捕手的感受拿来反馈给捕手，如果是正向的答案，就强化它，如果是负面的答案，就把它最小化。投手根据捕手的回答为催眠现象提供一种参考经验或一个日常生活例子。

参考经验和日常生活例子是不一样的：参考经验是个人过去发生过的事件；日常生活例子是一般大众的经验。参考经验可以这样说，"你曾经体验过这样的事情。"日常生活例子可以这样说，"我们都有这样的经验。"

案例一（强化效果）

投手：你现在体验到什么？

捕手：宁静。

投手：你可以感觉到内在全然地宁静……

案例二（参考经验）

投手：你现在体验到什么？

捕手：宁静。

投手：你曾经体验过、享受过宁静的感受。比如，你可以回想自己坐在沙滩上，在一个温暖的夏日午后，当你……

案例三（日常生活例子）

投手：你现在体验到什么？

捕手：宁静。

投手：一个人开着车，完全没有听到引擎的声音。体验一下内在的宁静。

案例四（最小化）

投手：你现在体验到什么？

捕手：紧张。

投手：现在，在此时此刻，可以有一点小小的紧张，在身体某个特定的地方。

目的：学习顺势而为状态中的三种核心能力：强化一种体验，获取一种参考经验，运用日常生活经验例子。治疗师可顺势而为运用生活里的情境。

治疗师培训练习 38

-

治疗师要发展的状态：顺势而为状态。

形式：两人一组。

角色：一个捕手，一个投手。

练习方法：投手用自己喜欢的方式做一个催眠引导。在催眠状态建立之后，每隔几分钟时间，投手让捕手回答以下问题，"你现在体验到什么？"投手要用捕手的答案去组织之后的催眠深入过程。投手可以用量身定制的概念设定一个催眠（或是治疗）目标。其中一种方法是把捕手话里的某个概念，做一下修正调整，使之成为一个催眠目标。

投手在问问题时可以做些调整与改变，比如提高音调或强调某个字词，如此一来，音调的改变可能带出意义的重大改变。比如，你现在体验到"什么"？现在"你"体验到什么？你现在"体验"到什么？你"现在"体验到什么？你现在体验到什么？

例子一

投手：你现在体验到什么？

捕手：我听到电风扇的声音。

投手：你的意识心智可以清楚地听到风扇的声音，而你的潜意识心智可以体验到一种全新的舒服和放松。

例子二

投手：你现在体验到什么？

捕手：我很好奇你接下来会说什么。

投手：你可以有很多种好奇的方式聚焦于内心的感受。

目的： 界定顺势而为的状态。练习顺势而为以及量身定制。投手把捕手的回答转化成催眠引导话语。发现一个小改变可以造成一个系统化的连锁反应。

治疗师培训练习 39
-

治疗师要发展的状态： 顺势而为状态。

形式： 三人一组。

角色： 一个捕手，两个投手。

练习方法： 这个练习是为了发展投手的顺势而为状态。捕手主要是做投手的练习对象。捕手必须保护自己，不让自己受伤。

投手做一个简单的催眠引导，以诱发捕手的催眠状态。一号投手开始做一段催眠引导，一小段时间后，做一个明显的"错误"——突然咳嗽、讲到一半卡住，或用"不正确"的形式，比如用命令的语气说话，而不是用接纳包容的语气说话（"你必须要进入催眠"，而不是说"你可以进入催眠"）。二号投手随即接手一号投手的"错误"，并且顺势而为运用那个错误。

以下是一些例子："你的潜意识心智可以带出很多愉悦的经验，你可以享受那些经验。""你可以让时间暂停，因此你会有越来越舒服的感受。""你的内在心智可以有自己的强烈主见，树立一个权威，这会帮助你体验到更多的放松。"

在顺势而为运用那个错误之后，二号投手继续做催眠引导。过一会儿，二号投手做一个明显的"错误"，一号投手要马上接手，顺势而为地运用那个错误做催眠引导。每个投手制造并且顺势而为运用五六个"错误"，这个催眠就可以结束了。

然后，角色交换，捕手可以成为其中一个投手，而其中一个投手变成捕手，直到三个人都轮流当过捕手和投手。

投手们分享自己进入顺势而为的状态是怎样的感受。

目的：定义顺势而为的状态。就算是"错误"也可以被顺势而为地运用。

治疗师培训练习 40

-

治疗师要发展的状态：顺势而为状态。

形式：两人一组。

角色：一个捕手，一个投手。从条件一进入条件二时，角色互换。

练习方法：

条件一：在分组之前，团体领导请所有人讲三四个词。然后分组，投手必须做一个催眠引导，给捕手讲一个故事，同时在故事里包含那三四个词。

条件二：团体领导请大家讲教室环境里的一个物件的名称、一件衣物的名称、一个声音、一种情绪。大家角色互换，新的投手做一个催眠引导，创造一个故事，包含以上所提到的 4 个词。

变化题：不再把这些词融入故事，而是简单地顺势而为，运用它们来做一个催眠引导。

目的：投手分享如何发展顺势而为的状态。

治疗师培训练习 41
量身定制与重新框架

-

治疗师要发展的状态：顺势而为，量身定制，礼物包装三种状态。

形式：两人一组。

角色：一个捕手，一个投手。

练习方法：捕手角色扮演一个坏习惯，比如咬指甲、懒惰，或是暴饮暴食。投手的目标是"重新框架"这个坏习惯的某些面向，通过逐渐加入正向的弦外之音，指出某些正向价值，找到问题背后的正向意图。

团体领导从表 3-1 的"捕手的特质"中选一些词语，间歇性地改变这些特质。当捕手被赋予一个新的特质词语时，他必须把这个特质加入他扮演的角色里。投手也要跟着捕手的改变，适时调整，重新框架，进而符合捕手所做的特质变化。

表 3-1　量身定制与重新框架

捕手的特质	投手的礼物包装技巧
责怪自己	轶事趣闻
退缩	隐喻
最懦弱	描述病症
冒险	催眠
最夸张	梦想预演

角色交换。新的捕手角色扮演自己的一个问题。团体领导从表 3-1 的"投手的礼物包装技巧"清单中找一个礼物包装技巧给投手。投手必须用团体领导指示的礼物包装技巧来调整并重新框架。团体领导看情况改变礼物包装技巧。

提醒，缓慢地做这个练习。

目的：投手分享，当需要通过量身定制和礼物包装来修正与调整治疗方法时体验到的是什么。

治疗师培训练习 42
回音与策略化调整

-

治疗师要发展的状态：策略化发展状态，顺势而为状态。

形式：五人一组。

角色：一个捕手，四个投手。

练习方法：捕手在练习过程中要进入催眠状态。捕手要保护自己，不让自己受伤。

一号投手开始做催眠引导时，只能说一两句话。接下来每个投手要调整一号投手所说的话，用来诱发他被赋予的特定目标。二号投手稍微调整一号投手所说的话，二号投手的目标是放慢速度。三号投手调整一号投手所说的话，目标是要增强捕手的舒服感受。四号投手调整一号投手所说的话，目标是让捕手体验到解离状态。

然后，一号投手再次给予一个句子，重复这个过程。这个练习的任务是尽可能细微地调整一开始的句子，同时诱发目标。

重点：每个投手在练习开始前，必须尽量深入到自己被赋予的目标里。

以下是一个例子：

　　一号投手：你可以聚焦于一个画面，你可以在你眼睛后方看到这个画面。

　　二号投手：你……可以……聚焦……于……一个画面……，你……可以……在…………你眼睛……后方……看到……这个画面。

　　三号投手：你可以舒服地享受聚焦，安全地感受一个画面，在你眼睛后方。

　　四号投手：你可以在意识上聚焦于你看到的画面，同时你的潜意识心智可以注意这画面如何好玩地变化着。

讨论一下投手们所处的状态。

在团体领导的指令下，投手们轮流扮演不同角色，因此每个人都有机会学习如何提供调整。

目的： 提供最微小的调整和修正，进而诱发系统性的改变。

治疗师培训练习 43—50

简介

以下练习聚焦在治疗师的身份上。了解社交角色的灵活性对治疗师来说是一种财富。口头告诉学员要保持灵活性很容易，但要亲身体验不容易。要保持灵活性、随机应变，体验式练习是更有效的方法。更进一步来说，这些练习里的角色也可以看成一种状态。

治疗师培训练习 43
（建议：练习完成之后再给学员发讲义）

-

治疗师要发展的状态：对细节观察的视觉敏锐力（类似于治疗师培训练习4），改变治疗师状态的效果。

形式：两人一组。

角色：一个投手，一个捕手。

练习方法：投手和捕手面对面坐着。捕手进入一种敏锐观察的状态，好好看清楚并"牢记"投手所有外表细节。捕手闭上眼睛，持续保持在一种敏锐观察的状态里。投手做三个外表的改变，比如整理一下衣服、把手表拿掉，等等。投手改变之后叫捕手睁开眼睛，让捕手辨认投手所做的改变。

在说明条件一和条件二之前，投手暂时离开房间，团体领导可以给捕手下达指令或做一个简短的催眠引导。之后，学员们讨论练习及团体领导在投手和捕手身上所提供的指令是否有帮助。

条件一：团体领导可以做个小催眠，让捕手进入批评者的角色里。捕手用批评者的眼光观察投手。

条件二：团体领导可以做个小催眠，帮助捕手进入关爱者的角色里。捕手用关爱者的眼光观察投手。

目的：捕手必须能够讲出，当聚焦于视觉细节时，体验到什么，比如具体描述"敏锐"的状态。学员们注意当投手做出改变时，产生怎样的影响。

治疗师培训练习 44
-

治疗师要发展的状态：灵活性、弹性，角色改变。

形式：两人一组。

角色：一个投手，一个捕手。

练习方法：捕手闭上眼睛。投手做一个催眠引导，使捕手放松。在团体领导的指令之下，投手持续做催眠引导，接着，投手切换到销售员的角色，将放松的想法出售给捕手。接下来，投手可以切换到担心的家长、导师、朋友、小孩等角色。

目的：体验角色的变换。

治疗师培训练习 45
回声与角色改变
（建议：练习完成之后再给学员发讲义）
-

治疗师要发展的状态：灵活性、弹性，角色改变。

形式：六人一组。

角色：五个投手，一个捕手。

练习方法：为了帮助投手们，我们引导捕手进入一种催眠状态，但不是进入脆弱的状态。然后让捕手暂时离开房间，团体领导给投手们任务指令。捕手回到房间。

一号投手开始做一个催眠引导，但只能说一两句话。接下来每个投手轮流重复第一个投手所说的话，但可以根据他们被赋予的任务角色做修改。

二号投手进入一种好奇的状态，从他的角色角度重复一号投手催眠引导的话。三号投手进入一种放松的状态，重复催眠引导的句子。四号投手进入一种热情的状态，重复催眠引导的句子。五号投手进入一种创造力的状态，重复催眠引导的句子。

因为捕手不知道每个投手的状态，投手们要致力于诱发捕手对每种状态变化的反应。

变化题：主要看看以下情况。

1. 在几回合之后，大家保持在被指派的角色里，投手选择 4 种状态中的任一状态，从那种状态做催眠引导。

2. 投手可以运用其他正向积极的状态来做催眠引导。

3. 投手可以用中性和负面的情绪状态做催眠引导，比如厌倦、完全没兴趣、烦躁不安、搞恶作剧等状态。

4. 开头引导以及 4 种状态（好奇、放松、热情和创造力）分别写在不同的纸上，放在投手们的椅子上。每一回合在开头句之后，投手们移动到下一个位置，用不同的情绪状态来沟通。

5. 不再轮流做催眠，而是投手们角色扮演一个问题。无论一号投手用怎样的治疗方法，比如提一个问题，或是给一个反思，下一个投手都要从自己的角色上进行响应。慢慢做。一号投手的治疗方法必须简短扼要。

目的：投手们学习他们的状态如何影响他们的沟通，同时也训练他们灵活变换角色的能力。

治疗师培训练习 46
（建议：练习完成之后再给学员发讲义）

-

治疗师要发展的状态：灵活性、弹性。

形式：两人一组。

角色： 伙伴 A 是治疗师；伙伴 B 角色扮演个案，想好一个简单问题。团体领导私下给个案一个指令。

练习方法： 个案的目标是通过娱乐和搞笑的方式使治疗师快乐。治疗师很自然地保持"中立的状态"，抗拒个案的"催眠"。这个互动持续 5 ～ 10 分钟。

变化题： 主要看看以下情况。

1. 个案想办法提升治疗师的自信心。

2. 个案试着"引诱"治疗师进入个案的抑郁里。

目的： 治疗师保持自己的状态，体验人际互动带来的影响力。

治疗师培训练习 47

-

治疗师要发展的状态： 灵活地转换角色。

形式： 两人一组。

角色： 一个投手，一个捕手。

练习方法： 投手通过以下 5 个角色之一来传递目标。

1. "大好人"，总是关爱别人，提供爱，宽容。

2. "警察"，有能力，可以保护人，设定规矩。

3. "工程师"或"技术人员"，头脑清楚，引导导向具体事实。

4. "叛逆者"，独立自由，诡计多端，向往独立发展。

5. "独立自主的人"，顽皮的，参与生活，直觉灵敏，有创造力。

建议： 在进入每个角色之前，首先做一个可以代表那个角色的身体动作。

投手给捕手提供一个催眠引导（或是放松练习）。在适当的时间里，团体领导给投手指令，切换角色（比如切换到"大好人"的角色继续做催眠）。

投手和捕手角色互换，重复这个练习。

练习结束之后，讨论一下彼此的感受。进入哪个角色最容易？进入哪个角色最困难？讨论一下在催眠过程中切换角色是什么感受。

变化题： 主要看看以下情况。

1.团体领导给捕手下指令，切换进入不同的角色里（比如从"叛逆者"的角色来体验催眠）。

2.角色扮演治疗师和个案，进行互动，然后角色互换。

3.投手暗地里设定自己的角色，然后逐渐将这个角色传达给捕手，让捕手知道。

4.投手用一个形容词来描述自己，然后夸张地把那个形容词的状态传递催眠给捕手。

5.在练习开始之前，团体领导带领所有学员做一个关于角色的视觉化想象练习，帮助学员们更好地进入到不同的角色里。

6.投手在做催眠时，逐渐夸张表现每个角色的特性。

目的： 练习灵活性、弹性。为不同的治疗角色建立"心锚"。

治疗师培训练习48

-

治疗师要发展的状态： 灵活地切换角色。

形式： 三人一组。

角色： 一个治疗师；两个个案角色扮演一对情侣，带着一个亲密关系方面的问题来找治疗师。

练习方法： 像治疗师培训练习47一样，我们运用5个角色之一来传递目标。

1. "大好人"，总是关爱别人，提供爱，宽容。

2. "警察"，有能力，可以保护人，设定规矩。

3. "工程师"或"技术人员"，头脑清楚，引导导向具体事实。

4. "叛逆者"，独立自由，诡计多端，向往独立发展。

5. "独立自主的人"，顽皮的，参与生活，直觉灵敏，有创造力。

练习开始时，治疗师提供伴侣咨询。一小段时间后，团体领导下达指令，切换不同角色（比如从"大好人"的角色来做治疗）。

练习结束后讨论彼此的互动。进入哪个角色最容易？进入哪个角色最困难？

学员们角色互换，重复这个练习。

变化题：主要看看以下情况。

1. 在切换角色时，学员们首先用一个身体动作来表现新角色。

2. 治疗师用一个形容词来描述自己，从那个形容词的状态来夸张地做伴侣咨询。

3. 练习开始之前，团体领导带领所有学员做一个关于角色的视觉化想象练习，帮助学员们更好地进入不同的角色里。

目的：提升灵活性、弹性的能力，为不同的治疗角色建立"心锚"。

治疗师培训练习 49

治疗师要发展的状态：灵活地切换角色。

形式：两人一组。

角色：一个投手，一个捕手。

练习方法：投手做一个催眠放松或是视觉化想象。捕手进入催眠状态。投手在团体领导的指令下改变角色，逐渐增加催眠力道，并把以下这些关于角色的特色元素加入其中。

1.有力量的。

2.喜欢探人隐私的。

3.充满爱的。

4.壮烈的。

5.圣人般的。

变化题： 主要看看以下情况。

1.改变角色时，投手可以先用一个身体动作来表现角色，以便更好地投入到角色里。

2.角色扮演治疗师和个案的互动，然后投手依照上面 5 个角色，切换角色。

3.投手暗中选择一个角色，在催眠引导过程中不动声色地加强角色的特性和催眠力道。在练习结束后的讨论里，彼此分享一下对于那个特定角色的感受。

4.投手只选择一个角色，从头到尾都扮演好那个角色，逐渐加强戏剧张力。

5.投手和捕手都暗地里选择一个角色，各自扮演好自己的角色，逐渐增强角色张力。

6.捕手角色扮演一个简单的问题，在团体领导的指令下，逐一扮演以上 5 个角色。

目的： 练习灵活性、弹性，为不同的治疗角色建立一个"心锚"。

治疗师培训练习 50

-

治疗师要发展的状态： 灵活性、弹性。

形式： 六人一组。

角色： 一个捕手，五个投手。

练习方法： 五个投手依序给予以下不同角色：目标设定者，礼物包装者，量身定制者，过程执行者，角色改变者。

量身定制者简短地访问捕手，获得一些信息。量身定制者问五六个问题，比如，了解捕手的兴趣和嗜好。

投手们接着轮流做催眠。目标设定者告诉其他人设定的目标是什么，比如闭上眼睛、更深入催眠、手臂漂浮、催眠产生梦境、自信心的建立，等等。每个投手要根据自己的角色围绕着目标进行述说。礼物包装者选择一种方法来包装与传递目标，比如隐喻、轶事趣闻。量身定制者可以改变那种方法以便符合捕手的需求。过程执行者可以运用 SIFT 三步骤方法来进行整个过程。角色改变者可以从不同的状态，比如好奇、兴奋、深思熟虑、幽默等状态来进行量身定制和礼物包装目标，并呈现给捕手。

变化题： 在团体领导的指令下，大家交换角色。

目的： 投手们学习改变他们的方法，进入被指派的角色里，更灵活，更富有弹性。

讨论和总结

治疗师培训练习提供许多面向的训练，用来帮助治疗师成为艾瑞克森学派治疗大师。尽管这些不同面向的练习都是从模仿艾瑞克森医师而得来的，但是这些练习可以增进任何学派的治疗师的状态和能力。能力发展面向包括：

- 成为体验式的人。

- 提升观察的敏锐能力。
- 引导导向。
- 成为策略思考的人。
- 强化目标。
- 运用多层次沟通。
- 同频共振。
- 创造正向的归因。
- 让顺势而为更加有效。
- 量身定制。
- 礼物包装。
- 学习不同角色里的灵活性、弹性。

最好是通过亲身体验而不是教条式教导来提升这些能力。治疗师通过培训增强具体能力的过程就像运动员或演员发展他们的巅峰状态一样。

为了涵盖所有面向，我设计了治疗师培训练习，目的是希望治疗师在不同的概念、状态和身份认同领域中发展精进，使这些能力可以成为身体记忆的一部分。治疗师如果想在治疗过程里变得卓越非凡，锻炼这些专业能力就是最好的进步途径。

科学与艺术与时俱进地发展。在 20 世纪和 21 世纪，科学知识蓬勃发展。艺术的发展也变得不一样了。比如，在 20 世纪初期发明了电影，现在电影的创新概念急速发展。以现今的标准来看，10 年前的电影可能就像外行人拍摄的一般。

心理治疗也从精神分析的婴儿时期不断演变，但是演变的速度远远慢于艺术的发展速度。许多学派有些进步，比如行为疗法、人本疗法、系统家庭疗法、认知行为疗法，以及情感神经学，但治疗师的培训主要还是用教条式的方法。

根据人际沟通专家斯科特·米勒（Scott Miller）的研究，过去 40 年，全面分析治疗的有效疗愈数量并未增加。因此，我们可以假设治疗的效果没有明显进步。这就是这本书的根本理论，当治疗师进步成长，治疗疗效也随之增加。治疗会有效的一个很重要的因素是治疗关系，跟治疗师技巧和理论无关。要建立起稳固的治疗关系，治疗师可以聚焦在强化自身的状态上。

本书提供一个与时俱进的典范：治疗的重心可以放在概念上。治疗的目标可以概念化。督导的培训可以概念化。一个概念化的学派并不是新学派，概念化是可以用在任何治疗学派上的精进工具。

概念化沟通很容易学习，我们可以依赖大量的艺术研究著作。概念化沟通可以用在生活的各个层面上，无论你的沟通目的是要诱发情绪、概念还是状态。艺术的培训方法永远派得上用场。

以下是 10 个"使它"项目，这些项目建构了这本书的基础：

- 使它变成情感上参与。
- 使它变成视觉上很有趣。
- 使它产生独特的情感共鸣。
- 使它精准。
- 使它能够按部就班，每一个步骤都带有策略性目的。
- 使它浓缩，强化信息传递。
- 使它变成模糊的，刺激产生深刻的体验，推动改变的发生。运用言外之意（话中有话），引导导向。
- 使它变成概念化的。
- 使它用一种独特方式来诱发最佳的状态。
- 使它成为亲身体验。

治疗师和个案之间的对话是独一无二的，不可复制的。一个人全然无私地专注在另一个人身上，这是不寻常的。为了促进改变，治疗必须独一无二。弗洛伊德请个案躺在沙发上，面对天花板说话。他的治疗方法是一种不寻常的对话。弗洛伊德是第一个体验式治疗师。在弗洛伊德的基础上，我们可以进一步拓宽自己的视野。

一个不断发展进步的人就像一个制作精良的稀世珍宝。体验式培训可以更有效地洗濯磨淬这个珍宝，使其大放异彩。

感谢

有许多人帮忙，我才得以完成这本书。言语难以表达我对你们的感激。更进一步说，我也要感谢过去35年来参与我工作坊的许多学生，你们大大地启发我思考。

米尔顿·艾瑞克森基金会的同事们孜孜不倦地践行其使命。感谢所有基金会员工：马修·布拉曼（Matthew Braman），凯伦·海莉（Karen Haviley），弗雷德·黄（Fred Huang），克里斯蒂娜·钦（Christina Khin），钱德拉·莱金（Chandra Lakin），恰克·莱金（Chuck Lakin），马妮·麦甘（Marnie McGann），史黛西·摩尔（Stacey Moore），特雷莎·斯特拉顿（Teresa Stratton），以及凯莉·瓦卡罗（Kayleigh Vaccaro）。作为市场营销和出版业务的主任，恰克·莱金是基金会成功不可或缺的大功臣。

也要感谢许多人对于这本书编辑的贡献，包括马妮·麦甘（Marnie McGann），苏西·塔克（Suzi Tucker），妮可·萨德（Nicole Zeig），萝莉·蒂鲁卡（Lori Deluca），琼·妮洪（Joan Neehall），以及南希·布兰德（Nancy Brandl）。

艾瑞克森医师的家庭成员向来是艾瑞克森基金会忠诚的支持者。我要特别感谢克里斯蒂娜·艾瑞克森（Kristina Erickson），以及洛克萨妮·艾瑞克森（Roxanna Erickson-Klein）这些年来的支持。

参考文献

Berne E. (1972) . *What do you say after you say hello? The psychology of human destiny*. New York, NY: Grover Press.

Ekman P. (2006) . *Telling lies: clues to deceit in the marketplace, politics, and marriage*. New York, NY: Norton.

Erickson, M. H., & Erickson, E. M. (2008a) . The confusion technique in hypnosis. In E.L. Rossi, R. Erickson-Klein, & K.L. Rossi (Eds.), *The collected works of Milton H. Erickson, M.D.: Advanced approached to therapeutic hypnosis* (p. 5.), Vol. 4. Phoenix, AZ: The Milton H. Erickson Foundation Press.

Erickson, M. H., & Erickson, E. M. (2008b) . Interspersal hypnotic technique for symptom correction and pain control. In E.L. Rossi, R. Erickson-Klein, & K.L. Rossi (Eds.), *The collected works of Milton H. Erickson, M.D.: Advanced approached to therapeutic hypnosis* (Vol. 4, p. 105) . Phoenix, AZ: The Milton H. Erickson Foundation Press.

Gresham, W. L. (1946) . *Nightmare alley*. New York, NY: Rinehart & Company.

Haley, J. (1973) . *Uncommon therapy: The psychiatric techniques of Milton H. Erickson, M.D.* New York, NY: Norton.

Johnston, K. (1987) . *Impro: Improvisation and the theatre*. New York, NY: Routledge.

Pines, A. M. (2002) . A psychoanalytic-experiential approach to burn- out. *In psychotherapy: theory, research, practice, training.* Washington, D.C.: American Psychological Association.

Spolin, V. (1963) . *Improvisation for the theater: A handbook of teaching and directing techniques.* Evanston, IL: Northwestern University Press.

Sulloway, F. J. (1997) . *Born to rebel: Birth order, family dynamics, and creative lives.* New York: Pantheon.

Zeig, J.K. (1980) . *A teaching seminar with Milton H. Erickson.* New York, NY: Brunner Mazel.

Zeig, J.K. (1985) . *Experiencing Erickson.* New York, NY: Brunner Mazel.

Zeig, J.K. (1987) . The evolution of psychotherapy——fundamental issues. In J.K. Zeig (Ed.) In *The evolution of psychotherapy.* New York, NY: Brunner Mazel.

Zeig, J.K. (2006) . *Confluence: The selected papers of Jeffrey K. Zeig* (Vol. 1) . Phoenix, AZ: Zeig, Tucker & Theisen, Inc.

Zeig, J.K. (2014) . *The induction of hypnosis: An Ericksonian elicitation approach.* Phoenix, AZ: The Milton H. Erickson Foundation Press.

艾瑞克森基金会的相关信息

The Milton Erickson Foundation

2632 East Thomas Road

Suite 200

Phoenix Arizona 85016

www.erickson-foundation.org

Tele：602-956-6196

Jeffrey K. Zeig, Ph.D., Founder and Director

治疗视频

Five Minute Tips for Therapists（萨德博士 5 分钟治疗秘籍）

https://v.qq.com/x/page/j0543hz7qer.html